脊里针与经络真谛

◎商凤楼 张俊莉 编著

陕西新华出版传媒集团
陕西科学技术出版社
Shaanxi Science and Technology Press
—西 安—

图书在版编目(CIP)数据

脊里针与经络真谛 / 商凤楼,张俊莉编著. — 西安:陕西科学技术出版社, 2022.3

ISBN 978-7-5369-8304-5

Ⅰ. ①脊… Ⅱ. ①商… ②张… Ⅲ. ①针灸疗法-经络 Ⅳ. ①R224

中国版本图书馆 CIP 数据核字(2021)第 276487 号

脊里针与经络真谛

JILIZHEN YU JINGLUO ZHENDI

商凤楼　张俊莉　编著

责任编辑　耿　奕
封面设计　蒲梦雅

出 版 者　陕西新华出版传媒集团　陕西科学技术出版社
西安市曲江新区登高路 1388 号陕西新华出版传媒产业大厦 B 座
电话(029)81205187　传真(029)81205155　邮编 710061
http://www.snstp.com
发 行 者　陕西新华出版传媒集团　陕西科学技术出版社
电话(029)81205180　81206809
印　　刷　中煤地西安地图制印有限公司
规　　格　720mm×1000mm　16 开本
印　　张　10.25
字　　数　130 千字
版　　次　2022 年 3 月第 1 版
2022 年 3 月第 1 次印刷
书　　号　ISBN 978-7-5369-8304-5
定　　价　58.00 元

前　言

经络感传的真相至今仍是个谜，我们在以脊里电针治疗慢性支气管炎等疾病的过程中，发现电针刺激脊髓也可出现感传现象，有的类似经络的带状感传，少数尚符合沿经络带状感传，与经络感传非常相似，并发现许多令人费解的其他感传现象。由于脊里电针是以毫针深刺达硬膜外腔或蛛网膜下腔，以电流刺激脊髓的治疗方法，认为这可能对探讨经络感传机制会有助益。于是对每例患者都进行详细观察，并一一做了记录。为此也关注有关经络感传的报道和有关电生理学等内容，开始思考脊电针感传是怎样形成的，和经络感传又有何关系。出于好奇心驱使，并在自身或志愿者身上做了些简单的人体实验，解决了一些疑问。也曾请教过张保贞教授和孟昭威教授，张教授生前曾鼓励我写出来，并对我整理的材料进行了审阅和修改。更使人感动的是孟昭威教授生前来到西安，亲自体验此疗法的感传现象，并给予肯定，使我们深受鼓舞。此后在1988年《陕西中医》杂志曾以《脊电针感传现象对经络研究的启示和意义》为论文题目做过报道，因当时国内许多学者对纤维间兴奋横向传递尚不理解，也未引起社会重视。此后由于临床工作繁忙无暇顾及，直到脱离临床工作，静下心来，仔细思考，才想到脊电针感传现象与经络感传十分相似，对解释经络实质应该会有借鉴意义。除苏联的《肌肉和神经系统普通生理学》对兴奋横向传递及其条件有较详细的说明外，国内的《生理学》《神经电生理学》对神经纤维兴奋横向传递也有所说明，因此在这些学说的支持下，认为我们对经络感传的设想是有一定道理的。由于水平所限，文章结构及文字表达都存在许多不足，但内容都以事实为依据，但愿能供从事基础研究的同道思考、研究、验证，这是整理出版的首要目的和愿望。

其次简单地介绍了脊里针的治疗方法及其疗效。脊里针是脊里电针和脊里药针的统称。脊里电针则简称为脊电针，脊里针是在督脉选穴深刺达硬膜外腔通电或注入药物的治疗方法。其命名是由于《难经》记载：“督脉者，起于下极之俞，并于脊里，上至风府，入属于脑。”这是督脉真正的运行路线。类似的治疗方法国内已有多个医疗单位应用，治疗病种多涉及镇痛及神经系统疾病，用于内科重症疾病较少。我们发现此疗法对治疗重症心衰和急性肾衰竭皆有快速疗效，电针大椎穴治疗疟疾不仅有良效，更具中国特色。故介绍给同道希望能继续观察研究，为发掘祖国医学遗产做出贡献。此为愿望之二。并就此机会向曾参与此项治疗观察的朱景明、赵秀兰、张膺等主任医师，以及给予大力支持的原陕西省卢锡谦厅长、原商洛地区医院陈恩澎院长以及陕西省中医药管理局、西安市卫生局中医处、西安市第五医院历届领导表示由衷感谢！

商凤楼

2021 年 10 月

目　录

第一篇　督脉及其局部解剖学

第一章　关于督脉的循行部位及路线

第一节　古人对督脉的部位和循行路线的描述

《素问·骨空论》："督脉者，起于少腹以下骨中央，女子入系廷孔，其孔，溺孔之端也。其络循阴器，合篡（会阴部）间，绕篡后，别绕臀，至少阴，与巨阳中络者合少阴，上股内后廉，贯脊属肾。与太阳起于目内眦，上额，交巅上，入络脑，还出。别下项，循肩髆内，侠脊，抵腰中，入循膂，络肾。其男子循茎下至篡，与女子等。其少腹直上者，贯脐中央，上贯心，入喉，上颐，环唇，上系两目之下中央。"

语译：督脉的循行，起于小腹部，当骨盆的中央，在女子，入内联系阴部的"廷孔"当尿道口外端。由此分出一络脉，分布外阴部，会合于会阴，绕向肛门之后，它的分支别行绕臀部到足少阴，与足太阳经的分支会合。足少阴经从股内后缘上行，贯通脊柱而连属肾脏。督脉又与足太阳经起于目内眦，上行至额，交会于巅顶，入络于脑；又退出下项，循行肩胛内侧，挟脊柱抵达腰中，入循脊里络于肾脏。在男子，则循阴茎，下至会阴部，与女子相同。督脉另一支从小腹直上，穿过肚脐中央，向上通过心脏，入于喉咙，上至下颌部，环绕口唇，向上联络两目之下的中央。

《难经·二十八难》："督脉者，起于下极之俞，并于脊里，上

至风府，入属于脑。”（《甲乙经》引此，下有**“上巅，循额，至鼻柱”**。）

语译：督脉起于躯干最下部的长强穴（也有起于会阴穴之说），沿着脊柱里面，上行至风府穴，进入脑部，上至巅顶，沿额下行至鼻柱。

《奇经八脉考》：对督脉循行路线的描述，“其脉起于肾下胞中，至于少腹，乃下行腰横骨围之中央，系溺孔之端。男子循茎下至篡，女子络阴器，合篡间，具绕篡后屏翳，别绕臀，至少阴与太阳中络者合少阴上股内廉，由会阳贯脊，会于长强穴。在骶骨端与少阴会，并脊里上行，历腰俞、阳关、命门、悬枢、脊中、中枢、筋缩、至阳、灵台、神道、身柱、陶道、大椎，与手足三阳会合，上哑门、会阳维，入系舌本上至风府，会足太阳阳维，同入脑中，循脑户、强间、后顶，上巅，历百会、前顶、囟会、上星至神庭，为足太阳督脉之会，循额中至鼻柱，经素髎、水沟，会手足阳明至兑端，入龈交，与任脉足阳明交会而终”[1]。

以上是古人对督脉的描述说明，督脉的主干路线应该是，起于下极之俞长强，并脊里上行，经腰俞等穴至大椎，上哑门、风府入脑中，再循脑户至兑端入龈交等 28 穴的路线。其分支则为：第一支，与冲、任二脉同起于胞中，出于会阴部，在尾骶骨端与足少阴肾经在大腿内侧的主干以及足太阳膀胱经的脉相会合。一起贯通脊内，出来属于肾脏。第二支，从小腹内直上贯通脐窝，向上贯心，到达咽喉部与任脉和冲脉相会合，向上到下颌部，环绕口唇，至两目下中央。第三支，与足太阳膀胱经同起于目内眦，上行到前额，交会于巅顶，入络于脑，再别出下项，沿肩胛骨内，脊柱两旁到达腰中，进入脊柱两侧的肌肉，与肾脏相联络。

第二节 督脉的功能与症候

督脉的功能，总的来说是总督诸阳，督脉之所以称做“督”，就包含有总管和统率的意思，总督诸阳可以从两方理解：第一，督脉循行于背部正中，它的脉气多次和手足三阳相交会，最集中的地方是大椎穴，手足三阳都在这里左右相会；此外带脉出于第 2 腰椎，阳维脉交会在风府、哑门。这样督脉的脉气和全身各阳经都有联系。第二，督脉行于脊柱里，上行入脑，与脑和脊髓有密切的联系。中医学称脑为“元神之府”，认为是人体一切神气的首府，经脉的神气活动也要受脑的管辖。加上体腔内的脏腑也都通过足太阳的背俞穴受督脉脉气的支配，脏腑等所进行的生理活动，都与督脉的神气活动有关。因此，把督脉理解为“总督诸阳”，或者叫做“阳脉之都纲”和“诸阳之海”。

督脉的症候，角弓反张、脊柱强直、大人癫痫、小儿风痫、痔疾等[2]。

第三节 督脉与其他经脉的联系

督脉的主干分布在背部正中线，在尾骨端与足少阴，足太阳的脉气会合；同时，它的络脉在背部“左右别走太阳”，构成了督脉和足太阳经按脊椎横向性的联系。此外督脉又与任、冲相通，冲脉前与任脉相并于胸中，后通督脉，作为它的分支，对沟通前后加强胸腹、背腰的联系有重要作用。而带脉是出自督脉（当十四椎下出属带脉），横行于腰腹，带脉的功能总的说来是约束诸脉，是从横向约束纵行的各条经脉，因而也沟通了腰部和腹部的脉气。此外，督脉的络脉分布在背部，任脉的络脉分布在腹部，脾之大络分布在侧身部，通过这3条分布在躯干前、后、侧部的络脉更加强了身体前、后横向性的联系。这样督脉不仅与全身各阳经经脉脉气相通，也与各阴经经脉脉气相联系。

第二章 督脉解剖学

第一节 脊柱

督脉主干行于脊柱里面并上行入脑，说明督脉与脊柱和脊柱里面的脊髓密切联系，故在这里简单介绍脊柱和脊髓的现代解剖和生理学的知识。

脊柱位于躯干背部中央，可分为颈段、胸段、腰段和骶尾段。构成人体的中轴支柱，可支持体重，承托头颅，容纳和保护脊髓，参与构成胸廓、腹腔和盆腔，也是肌肉的附着部，可作屈、伸、侧屈和回旋等运动。

1. **脊柱的组成** 脊柱系由 33 个脊椎骨连接而成，包括 7 节颈椎、12 节胸椎、5 节腰椎、5 节骶椎和 4 节尾椎，后二者在成年后各融合成 1 节，即融合成 1 节骶椎骨，1 节尾椎，故实际上成人脊柱是由 26 节脊椎组成。

椎骨由椎体、椎弓和椎弓发出的 7 个突出组成。位于椎体最后的长突出为棘突，第 7 颈椎棘突较高，常作为确定大椎穴的标志，椎骨两侧横向突出的为横突，和椎骨两侧于上下关节相连的为上下关节突。椎体与椎弓围成椎孔，各椎孔共同连成椎管。

椎骨间的连接靠椎体和椎间盘前方的前纵韧带和椎体、椎间盘后方的后纵韧带紧密联结；两椎体间有椎间盘，自第 2 颈椎向下至第 1 骶椎共有 23 个椎间盘，椎间盘由髓核、纤维环和上下软骨板构成。椎间盘的总厚度为脊柱全长的1/4～1/5，其中颈、腰段椎间盘较厚。上、下软骨板紧贴在椎体上、下面；纤维环是围绕在髓核周围的纤维软骨，韧性较大，是负重的主要部分，其前面较厚，后外侧较薄；髓核呈胶质状，位于纤维环的中央偏后。椎骨间靠椎体和椎间盘前方的前纵韧带和椎体、椎间盘后方的后纵韧带紧密连结；两椎体间有椎间盘。椎间盘起着吸收震荡的作用，缓冲外力对脊柱的震动，同时增加脊柱的运动幅度。椎间盘的弹性和厚度与髓核的含水量及所承受的压力密切相关，含水量多，所受压力小，椎间盘厚且弹性好；相反，含水量少，所受压力大，则椎间盘变薄，弹性降低，椎间盘的含水量和弹性随年龄的增长而递减。

椎弓间的连接：两椎弓间由黄韧带连接，位于相邻两椎弓板之间，参与围成椎管的后外侧壁，腰穿或硬膜外麻醉以及我们脊里针疗法都是通过黄韧带到达硬膜外腔。

2. 脊柱的体表标志

（1）棘突：后正中线的骨性隆起，以第7颈椎棘突的隆起最高，其他6个颈椎棘突由于棘突较短且覆盖厚实的项韧带故不易触及。故以第7颈椎为标志，以下为第1胸椎，两棘突隆起之间为椎间隙，大椎穴就在颈7和胸1椎之间的间隙，以下椎间隙为陶道穴，再下为二椎下。以下横线可作为椎骨棘突序数的标志：①连接两侧肩胛冈内侧端的连线，通过第3胸椎棘突。②两侧肩胛骨下角的连线，通过第7胸椎棘突。③第3腰椎棘突与脐平面相当。④两髂嵴最高点连线，通过第4腰椎的连线。腰阳关穴位即在腰4～5椎间隙。⑤两髂后上棘的连线，通过第2骶椎。督脉选穴可依以上标志。

（2）肾角：第12肋下缘与竖脊肌外侧缘的交界外称为肾角或肋脊角，其上端常以第12肋为标志，其下端则为第1腰椎。

（3）骶管裂孔：沿骶骨中线向下，由第4、5骶椎背的切迹与尾骨围成的孔为骶管裂孔，是骶管麻醉或骶管注射进针定位的标志。

第二节 椎管及其内容物

1. **椎管** 由椎骨的椎孔和骶骨的骶管连成，上续枕骨大孔与颅腔相通，下达骶管裂孔。其内容物有脊髓、脊髓被膜、脊神经根、血管及少量结缔组织等。

（1）椎管壁：椎管是一骨纤维性管道，前壁由椎体后面、椎间盘后缘和后纵韧带组成。后壁为椎弓板、黄韧带和关节突关节。两侧壁为椎弓根和椎间孔。椎管骶段由骶椎的椎孔连成，为骨性管道。构成椎管壁的任何结构发生病变，如椎体骨质增生、椎间盘突出以及黄韧带肥厚等因素均可使椎管腔变形或狭窄，压迫内容物，引起一系列症状。

（2）椎管腔的形态：在横断面各段椎管的形态和大小完全不同。颈段上部近枕骨大孔近似圆形，往下为三角形，矢径短，横径长；胸段大致呈圆形；腰段上、中部呈三角形，下部呈三叶形；骶段呈扁三角形。椎管以第4~6胸椎段为最狭小。

2. **脊髓被膜和脊髓腔** 椎管内容物有脊髓及其被膜，脊髓上端平枕骨大孔连于脑，下端平第1腰椎下缘（小儿平第3腰椎），向下以终丝附于尾骨背面。脊髓表面被覆三层被膜，由外向内为硬脊膜、蛛网膜和软脊膜。各层膜间及硬脊膜与椎管骨膜间均存在腔隙，由外向内有硬膜外隙、硬膜下隙和蛛网膜下隙。

1）脊髓被膜

（1）硬脊膜：厚而坚韧，为一长筒状硬脊膜囊。上方附于枕骨大孔边缘，与硬脑膜相续，向下在平第2骶椎高度形成一盲端，借终丝附于尾骨。硬脊膜囊内液有脑脊液和31对脊神经根，每对脊神经根穿硬脊膜囊时被包裹形成神经外膜，并与椎间孔周围的结缔组织紧密相连，起固定作用。

（2）蛛网膜：薄而透明，无血管，向上与脑蛛网膜相续，向下平第2骶椎高度成一盲端。此膜发出许多结缔组织小梁与软脑膜相连。

（3）软脊膜：柔软，富含血管，与脊髓表面紧密相贴。在前正中裂和后正中沟外有纤维索或膜与脊髓相连。在脊髓两侧，软脊膜增厚并向外突，形成齿状韧带。

2）脊膜腔隙

（1）硬膜外隙：也称硬膜外腔，位于椎管骨膜与硬脊膜之间的窄隙，内有脂肪、椎内静脉丛和淋巴管，并有神经根及其伴行血管通过，呈负压，故在硬膜外穿刺时凭借负压反应而确定是否进入硬膜外隙。此腔上端起自枕骨大孔高度，下渐终于骶裂孔。由于硬脊膜附于枕骨大孔边缘，故此隙不通颅内。硬膜外麻醉和脊里药针治疗均是注药于此隙。硬膜外隙被神经根分为前后两腔，后腔有纤维相连于椎弓板与硬脊膜囊，这种结构以颈段和上胸段出现率较高且较致密，是导致硬膜外麻醉出现单侧麻醉或麻醉不全的解剖学因素，也是脊里针治疗时常出现单侧治疗反应的原因。硬膜外隙内有椎内静脉丛，故硬膜外隙穿刺时可以出血或形成硬膜外血肿。

（2）硬膜下隙：位于硬脊膜与脊髓蛛网膜之间潜在的腔隙，与脊神经周围的淋巴隙相通，内有少量液体。

（3）蛛网膜下隙：位于蛛网膜与软脊膜之间，腔内充满脑脊液，向上经枕大孔与颅内蛛网膜下隙相通，向下过第2骶椎高度，两侧包绕脊神经根形成脊神经周围隙。蛛网膜下隙在第1腰椎与第2骶椎高度扩大，称终池。池内有腰、骶神经根构成的马尾和软脊膜向下延伸的终丝。

3. 脊髓的神经和血管

1）神经　硬脊膜的神经来自脊膜支，经椎间孔返回椎管内，分布到硬脊膜、后纵韧带和椎骨等。脊膜支含感觉和交感神经纤维。

2）脊髓的血管

（1）动脉：有脊髓前动脉、脊髓后动脉，分别沿前正中裂和后外侧沟下行，脊髓前动脉供应脊髓前索、脊髓后动脉则供应脊髓后索，此两动脉血液供应受限则可出现感觉和运动障碍。

（2）静脉：脊髓表面有6条纵行静脉，行于前正中裂，后正中沟和前、后外侧沟。纵行静脉有许多交通支互相吻合，并穿硬脊膜注入椎内静脉丛。

第三节 脊髓

1. **脊髓的位置与大小** 脊髓位于椎管腔内，呈扁圆柱形，上端在枕大孔内，平齐颈1神经根，与延髓相续，下端缩细成脊髓圆锥，其尖端终于第1腰椎下缘，至此往下变成线状结构，称为终丝。脊髓的长度在成人约占椎管的2/3，终丝平均长约15 cm，末端附着于尾骨背侧的骨膜。脊髓的各节段直径略有差异，如颈、腰膨大横径为1.2～1.3 cm，前后径约为0.9 cm；胸髓节横径约为1.0 cm，前后径约为0.8 cm；尾节成为圆锥逐渐变细。

2. **脊髓的膨大与脊髓圆锥** 脊髓全长有2个膨大，即颈膨大与腰膨大。颈膨大位于颈髓第4节段到胸髓第1节段，与形成支配上肢的神经有关；腰膨大位于胸髓第12节段至腰椎第3节段，与形成支配下肢的神经有关。脊髓圆锥由第3～5节骶髓节和尾髓节组成，与鞍区感觉和会阴诸肌有关。排尿、排便和性功能的低级中枢位于第2～4骶髓节。

3. **脊髓的沟与裂** 脊髓表面有5条纵行的沟与裂。

（1）前正中裂：前正中裂为脊髓腹侧面正中线上的纵裂，较深，将脊髓腹侧面分成左、右两部分。前正中裂中有脊髓前正中动脉通行。

（2）后正中沟：后正中沟为脊髓背面正中线上的纵沟，将脊髓背侧面分为左、右两部分。

（3）前外侧沟：前外侧沟的沟纹不甚明显，左右各一，为脊神经前根穿出部位。

（4）后外侧沟：后外侧沟的沟纹较浅，左右各一，为脊神经后根穿入脊髓部位。此沟内有脊髓后动脉通行。

（5）后中间沟：后中间沟在胸髓中段以上明显，位于后正中沟与后外侧沟之间，将薄束与楔束分开。

4. **脊髓的内部结构** 脊髓内部一般形态：脊髓的内部结构包括脊髓灰质、脊髓白质和脊髓中央管。

（1）灰质：呈灰暗色，主要由神经元的胞体和树突组成，切面上呈 H 字形，可分为前角、后角和侧角。中央管前、后的横行部分分别称为灰质前、后联合。灰质的两侧部向前、后延展，成为前角和后角；前后角中间的灰质为中间带。在胸髓和上腰髓的中间带向外突出，形成侧角。

根据 Rexed 的研究，灰质由后角尖到前角可分 10 个板层，分别和各核相对应。

（2）脊髓白质：脊髓白质位于灰质周围，主要由神经纤维和神经胶质网构成。白质含有联系脊髓内部的固有束及联系脑的上、下纵行排列的纤维束。每侧白质以前、后外侧沟为界，分为 3 个白质柱，即前索、侧索和后索。前索位于前正中裂和前外侧沟之间，外侧索位于前外侧沟和后外侧沟之间，后索位于后正中沟和后外侧沟之间。后索又分为薄束和楔状束，在灰质前联合的前方有横行纤维为白质前连合。白质的纤维粗细不一，其中多数为有髓纤维，外观呈白色。此外，白质内还有支持性的胶质细胞。在前、后角之间，小部分灰质被纵行的纤维细束穿行，灰白质相互混杂交织，形成网状结构，此结构在颈髓最明显。

脊髓白质主要由上、下纵行的纤维束构成，每个纤维束的纤维一般具有共同的起、止部位和走行路径，称为传导束。

（3）脊髓中央管：脊髓中央管为细长的管道，内含脑脊液，位于脊髓灰质连合的中央，纵贯脊髓全长，管径非常细小，管壁衬以室管膜上皮。脊髓中央管上续第四脑室，下至脊髓圆锥下部扩大，形成一梭形膨大，称为终室，为盲管。

5. 脊髓的上行传导束（感觉传导束）

（1）薄束和楔束：薄束和楔束位于后索，传导意识性深部感觉和精细感觉。由后根纤维升支进入后索形成薄束，位于后索的内侧，传导中胸节以下后根的传入冲动；楔束位于薄束外侧传导中胸节以上后根的传入冲动。因此后索的上行纤维分层排列，由内向外依次为骶、腰、胸、颈的纤维。后索病变的特征为病灶同侧病变部位以下意识性深部感觉和精细感觉减退或丧失，而痛温觉存在，因此，可以发生感觉性共济失调及后索性运动失调。

（2）脊髓丘脑束：脊髓丘脑束位于脊髓侧索前部和脊髓前索后外侧，分为脊髓丘脑侧束和脊髓丘脑前束，主要传导对侧半身的痛、温觉和双侧触、压等浅感觉。在临床上，一侧脊髓丘脑束损伤，可以出现病灶对侧低于病变水平 1～2 个脊髓节段的痛、温觉障碍，内脏、肛门和外生殖器区常不明显，双侧触觉减退或正常。髓内病变，痛、温觉障碍自病变脊髓节段逐渐向身体下部扩展；髓外病变则痛、温觉障碍自身体下部向上扩展。

（3）脊髓小脑束：脊髓小脑束位于侧索的外侧缘，传导无意识的深部感觉。双侧脊髓小脑束损伤，可出现肌张力减低和共济运动失调。

（4）其他。脊髓的上行传导束还有脊颈丘脑束、脊髓顶盖束、脊髓网状束、脊髓皮质束、脊髓橄榄束、脊髓前庭束、内脏传导束等。

6. 脊髓的下行传导束（运动传导束） 自脑的运动神经元发出，下行至脊髓的纤维束，称为下行传导束。其中有皮质脊髓束、红核脊髓束、网状脊髓束、前庭脊髓束、内侧纵束、顶盖脊髓束等。

7. 脊髓节段与皮节和硬节 单个脊神经根或后根神经结所支配的皮肤感觉分布区域称为皮节，皮肤、肌肉和软组织、骨与纤维隔分别与皮节、肌节和骨节有关系。节段排列也用于交感神经的皮节分布，交感神经与特殊的脊髓节段有关系，叫做交感皮节。同一脊神经根支配的深部结构感觉分布区称做硬节。每个硬节与相应的皮节在体表上的投射可有小块区域的互相重叠，实际相邻皮节也有高度重叠，绝大多数皮节由 2 ~ 3 条后根纤维分布，故单一神经根损伤无明显感觉破坏性症状和体征，因此，在确定脊髓损害的上界时，应比体表感觉障碍的上界高出 1 ~ 2 个脊髓节段。

由于所用实验方法的不同，各文献绘制的皮节图也不尽相同，有的彼此有明显差异。用剩余感觉法测得的人体皮节与根据椎间盘破裂引起的触感觉减退区绘制的皮节图显然有所不同，目前以剩余感觉法为通用。

8. **脊髓的节段与椎骨的对应关系**　脊髓表面附有 31 对脊神经，每对脊神经借根丝附于一段脊髓，该段脊髓为脊髓节段，即颈段 7 节，胸段 12 节，腰段 5 节，骶段 5 节和尾段 1 节。

在胚胎早期脊髓与脊柱等长，每一脊髓节段与其对应的椎骨高度一致，脊神经根都水平向外经椎间孔出椎管。从胚胎第 4 个月开始，脊髓生长慢于脊柱，因此脊髓比椎管短，神经根丝需在椎管内下行一段才到达相应的椎间孔，使脊髓节段与椎骨的对应关系发生变化。此外尚有根动脉，根动脉随脊神经穿椎间入椎管又分为前、后根动脉和脊膜支。

成人脊髓下端平第 1 腰椎下缘，新生儿较低平第 3 腰椎。成人脊髓颈 1 ~ 4 节段与同序数椎体相对应，颈 5 ~ 7 节段和胸 1 ~ 4 节段与同序数椎体上 1 个相对应，胸 5 ~ 8 节段与同序数椎体上 2 个相对应，胸 9 ~ 12 节同序数椎体上 3 个相对应，腰 1 ~ 5 节段与第 10 ~ 11 胸椎体相对应，骶 1 ~ 5 和尾 1 节段与第 12 胸椎和第 1 腰椎相对应。

第四节 浅析督脉与脊髓、脑的关系

1. 从古人论述中看督脉与脊髓和脑的关系

（1）《难经》云："督脉者，起于下极之俞，并于脊里，上至风府，入属于脑。"说明了督脉在脊柱的里面，并在风府与脑连接并属于脑管辖。《奇经八脉考》中也记载："督脉……并脊里上行……至风府，会足太阳阳维，同入脑中。"这都充分无误地说明了督脉运行于脊柱里面，在风府穴处入脑，可脊柱里面是椎管腔，内有脊髓、脊神经根和硬膜外腔和蛛网膜下腔2个腔隙，它究竟运行于这三者哪一点呢？其中物质只有脊髓，因此督脉与脊髓关系密切。

（2）督脉的功能有"总督诸阳""阳脉之督纲""诸阳之海""督领经脉之海"之称，有"总统一身之阳气，络一身之阴气"的作用。"督脉"有统帅或总管的意思，和现代脊髓为初级神经中枢的意思应没什么大的区别。

（3）督脉起于下极之俞，下极之俞有的认为是会阴，有的则认为是长强，但会阴并非督脉穴位，因此应该说是起于长强更为恰当，而且在脊柱的督脉穴位都在上、下两棘突间，针刺完全可由此进入椎管腔内，这点也绝非偶然的。

（4）是不是古人不知道脊柱里面有脊髓呢？情况可能并非如此，从《难经》中"刺中髓而伛偻"的描述可以看出，古人已知道脊柱里面有"髓"，刺中它可以发生"伛偻"的并发症，这不仅说明古人对督脉针刺深度不得超8分至1寸的来由，也说明了古人有过刺中"髓"的实践经验。

（5）督脉的交会穴和脉气纵横联系，太阳督脉相通，督脉当十四椎下（即第2腰椎下）出属带脉，即带脉是来自督脉，带脉是以横行约束纵行的十二经脉，这样督脉与全身各经脉之间均有了联系。

2. **以现代医学观点怎样解读督脉** 督脉循行不是在皮肤而是在脊里，它究竟运行于椎体，还是椎管腔内？从中华人民共和国成立后出版的经络图解中看似乎是在椎管腔，从入颅腔循于颅骨内，但非脑实质，据此这样推测，督脉应该是硬膜外腔或蛛网膜下腔。第四军医大学生理教研组在督脉麻醉研究中，据督脉并于脊里，而将督脉解剖定位于硬膜外腔。而且督脉的穴位从腰阳关至哑门均位于两椎体棘突间，由此椎间均可进入椎管腔内，因此，督脉循行于椎管腔内当无问题，椎管腔内最重要的器官是脊髓，它才具有传导功能和统管肢体、躯干的初级中枢的功能，也是针感和感传现象的来源。

有以下事实可帮助我们进行分析：

（1）古人认识到“刺中髓而伛偻”，说明古人曾刺中过脊髓而且产生过副作用或并发症，可能据此而有了督脉针刺不得深刺的禁忌，而且逐渐由不超过 1 寸到不得超 8 分的规定，这显然是来源于实践经验的积累。

（2）古人已知道督脉与脑有联系，而且是由风府入脑，这正和现代医学脊髓入脑的部位相同。

（3）自长强至风府正是椎管的长度。而脊髓其马尾神经丝就在其中。

（4）督脉总统一身之阳气，其分支与任、冲二脉同起于胞中，从小腹直上脐中央与任脉相通，因而又络一身之阴气，这样督脉实际上与全身经脉均有联系，这与我们的工作实践完全吻合，我们在脊电针治疗慢性支气管炎的临床实践中，在大椎穴进针至硬膜外腔，通电后不仅可出现各阴经和阳经的带状感传现象，有的也符合经络循行路线，也曾出现沿带脉的感传现象，可见督脉的总督作用和其交会各阴阳经各经脉，这些都可能是从实践经验中总结的。

（5）我曾亲眼所见，现代正统的针灸医师也以毫针刺激脊髓，治疗偏瘫和颈椎病，深刺大椎或颈椎间隙（称为颈针疗法），只是点刺，一出现放射性到肢体的针感便立即起针。可见现代针灸医师并未受8分至1寸的深度所限，并未出现“伛偻”等副作用，这是由于毫针体尖细，损伤神经纤维不多，再是现代针灸医师都有了消毒观念，又是点刺，不进行提插捻转等强刺激手法，对脊髓并无太大损伤，故可能是未出现重要副作用的原因。

根据以上事实，虽不能肯定说督脉就是脊髓，但从许多现象来看针感及其感传现象的来源可能是由于针刺到脊髓而产生。因此，督脉与脊髓的关系是极其密切而不可分的。

第二篇　脊里电针的感传现象

第一节 针感和感传的一般情况

1. **脊里电针针感性质** 以电麻样感觉为主，但常伴随酸、困、胀、沉、抽、痒、痛、温、热、凉、灼热等复合针感。痛感则可分为刺痛、凉痛、蜂蜇样痛、灼热痛等不同痛感，而且常出现流水感、虫跳感、蠕动感、蚁走感、抚摸感、束带感。在通电治疗过程中也出现过腾空感、悬浮感、下溜感、滚动感等异常感觉。

2. **统计** 据1000次治疗统计，起始于上肢、胸、背部大致符合脊神经节段者占61%，起始于足、下肢者占38%，起始于腹股沟、季肋部者占1%。

3. **感传部位和方向** 感传部位和方向是由感传起始部位决定的。其特点如下：

（1）下行性感传：起始手部者可沿前膊向上肢方向感传，继而可感传到胸，也可由胸继续向腹、下肢方向感传至足部。

（2）上行性感传：针感起始于足部者则经下肢向上感传到腹、胸、上肢和头部。

（3）两向性感传：起始于季肋、腹股沟者则向上下2个方向感传，即向下感传至足部，向上可感传到胸部和上肢。

（4）折返性感传：1例由足部沿全下肢向上感传到半侧下腹部，另1例则由下肢感传到胸部，然后感传扩散向对侧胸、下腹部，然后2例分别由对侧下腹部或胸部折返向下感传到全下肢至足部。这种感传只见过此2例。

（5）交叉性感传：即感传出现于一侧上肢，却不继续向同侧下肢方向感传，却出现于对侧下肢感传到足部。

4. **脊里电针的感传路线** 脊里电针虽然为同一进针部位，但每次治疗感传线路却各不相同，感传线路也没有固定轨迹。但感传的线路往往取决于针感的初始部位，如针感出现于手小指，感传则往往由小指沿上肢尺侧感传至腋窝或至胸部呈宽带直至胸骨中线；针感如首先出现在食指，感传则沿上肢桡侧面向上感传至肩或至上胸部；如针感初始在全手，则感传可沿全上肢向上感传全半侧胸。下肢也是如此，如针感起始于足小趾，则沿下肢外侧面向上感传，如起始于踇趾，则由下肢内侧面向上感传，有时也可沿全下肢向上感传经腹、胸感传至同侧上肢或头部。因此，此感传现象上肢有全上肢或桡侧、尺侧和内侧面、外侧面之分，下肢感传也有全下肢或前后侧面之分，内侧面和外侧面之别，躯干也有前侧面、后侧面、左右侧面之不同。

5. **脊里电针的线带状感传** 脊里电针也出现宽、窄不一的带状感传，有的宽6～10cm，有的宽3～4cm，大部分由足部经踝关节外侧向上感传，与足少阳胆经或足厥阴肝经线路基本相同，与阳维走向相似，也曾出现类似足太阳膀胱经的线带状感传。这些由下肢向上感传时，也往往感传至膝关节处出现停顿，但增强电流可使其继续向前感传。如起始于小指或拇指向上经腕关节外侧向上感传，上肢则出现过类似肺经、心经、心包经的带状感传，也出现过围腰犹如带脉感传，还出现过围胸的宽3～4cm的带状感传。

6. **脊里电针的感传速度** 其感传速度可分为2种，即快速传导和慢速感传，快速传导即通电后立即出现于躯体或四肢的针感，慢速感传则是在此针感的基础上此感觉缓慢地沿一定方向向前延伸。由足部向上感传至头部或上肢需要10～15min，但此速度明显受电流强度的影响，增强电流可使感传明显增快，也出现过跳跃式感传即病人有一跳一跳向上爬的感觉。

7. **感传的扩散** 随治疗时间的延长或增强电流强度不仅增加感传速度，针感尚可向两侧扩散，比如感传带增宽，胸腹部感传范围扩大，有时尚可由某左侧扩散到右侧或由右侧扩散到左侧。

8. **跨越和隐性感传** 即由足、下肢向上感传，却越过腹部到胸部再出现感传并继续感传到上肢。腹部则应是隐性感传。

9. **针感区与疗效和腑脏相关** 此疗法的针感部位确与疗效有

关，比如治疗慢性支气管炎，针感到达胸部与针感只达上肢者疗效明显不同（$\chi^2=2.08$，$P<0.05$），而针感到达上腹部胃痛立即消失，到达腹部立即肠鸣辘辘作响。

10. **针感区出现荨麻疹样发疹** 一病人在治疗中曾多次沿针感带出现约有高粱米粒大的荨麻疹样发疹，多在通电 5 ~ 10 min 后出现，周围绕有红晕，并伴有痒感。

第二节 感传的部位、速度和方向列举

1. 自下肢向上的半侧身式感传

病例 1：杨某，男，22 岁。由大椎穴进针，深度达 4.7cm，通电后电麻感立即出现于右脚，后沿右下肢逐渐向上延伸至右胸乳头处，15min 后逐渐感传至右上肢和右半侧头部。直到治疗结束（图 1）。

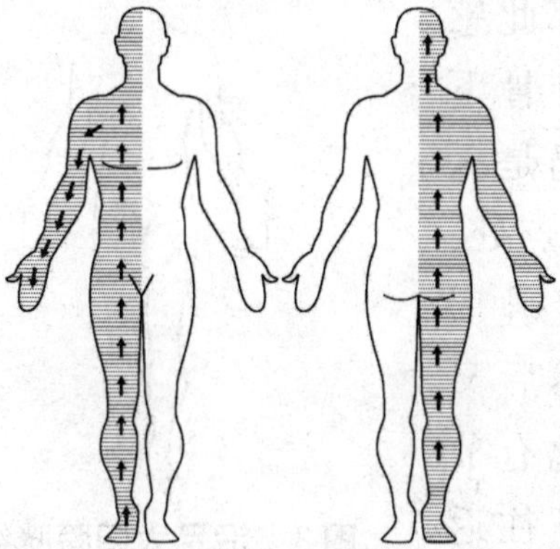

图 1 自下肢向上的半侧身式感传图

2. 自上肢向下肢方向的半侧身式感传

病例 2：秦某，男，31 岁。由大椎穴进针，深度 4.6cm，通电后电麻样感立即出现于右上肢，约 10min 逐渐经右胸、腹延伸到右下肢至右脚部，并同时向上扩散到右侧头部。增强电流感扩散到左上肢，两侧耳壳有虫爬样感觉。右侧半身伴发热感，右上肢、肩、背均有痒感（图 2）。

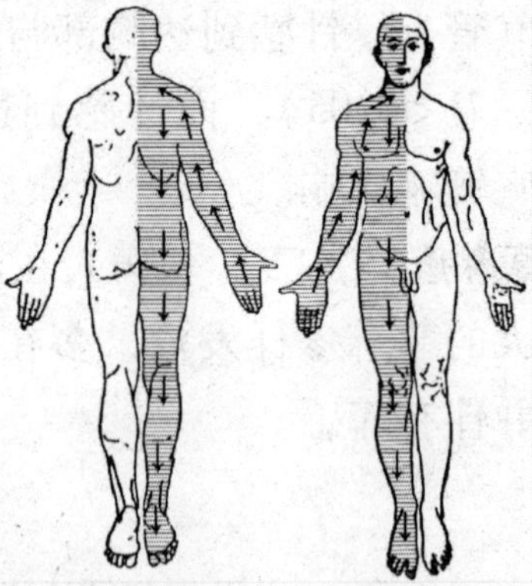

图2 自上肢向下肢方向的半侧身式感传图

3. 大致沿足太阳膀胱经的线带状感传

病例3：蔡某，女，24岁。由大椎穴进针，深度4.7cm，通电后电麻感先出现在左半身，后左半身感觉消失，却出现自左足跟呈线带状向上绕内踝上旋至胫前，由胫前再向后旋至腓肠肌中点处，然后直线向上，感一跳一跳上行至髋上部此感觉消失，后于肩胛骨下角处复又出现，仍是一跳一跳至肩胛区中点处，又斜向下绕腋下经乳房下缘至胸骨处，然后又沿原路返回，如此有节律地一跳一跳上下往返至治疗结束（图3）。

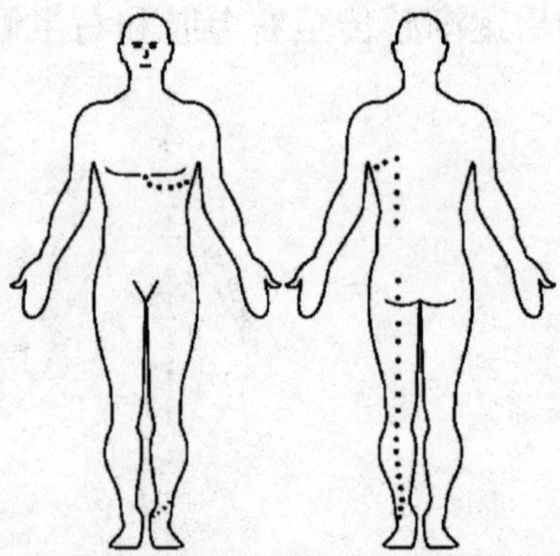

图3 沿足太阳膀胱经的线带状感传图

4. 起始似足少阳胆经的带状感传

病例4：张某，女，45岁。通电后电麻感自两侧小趾沿足外侧呈宽3~4cm带状逐渐沿下肢外侧向上伸延，至髋关节处停顿，增强电流继续上行。沿侧腹侧胸经腋窝延伸至两上肢内侧，终于手掌至5指尖（图4）。

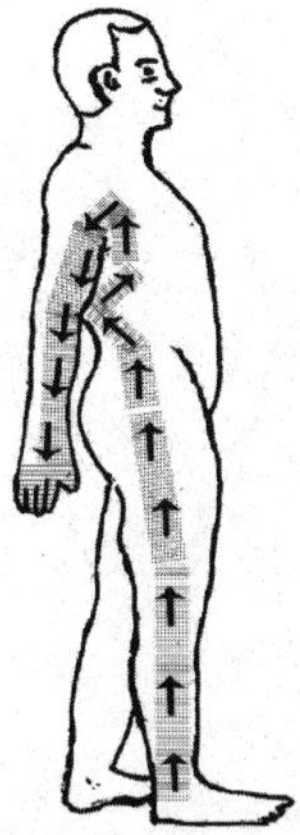

图4 起始似足少阳胆经的带状感传图

5. 近似足厥阴肝经及少阴心经的带状感传

病例5：高某，女，44岁。通电后由两侧踇趾内侧沿足跖内缘呈宽3~4cm之带状感传沿两下肢内侧逐渐向上延伸至腹股沟，再沿腹股沟斜向外上至髋棘处向上经两侧腹、胸经腋窝再沿上肢侧面向下至腕关节处及手掌小指及无名指（图5）。

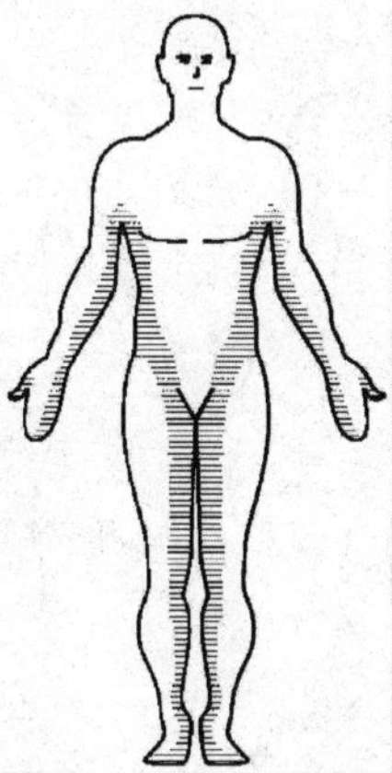

图5 近似足厥阴肝经及少阴心经的带状感传图

6. 近似手少阴心经的带状感传

病例6：彭某，女，48岁。通电后麻木感自右手小指、无名指和中指沿上肢尺侧呈带状逐渐向上至腋窝，再平向胸部延伸，宽约10cm，至胸骨柄继续向左胸延伸，经腋窝沿上肢尺侧至腕部

(图6)。

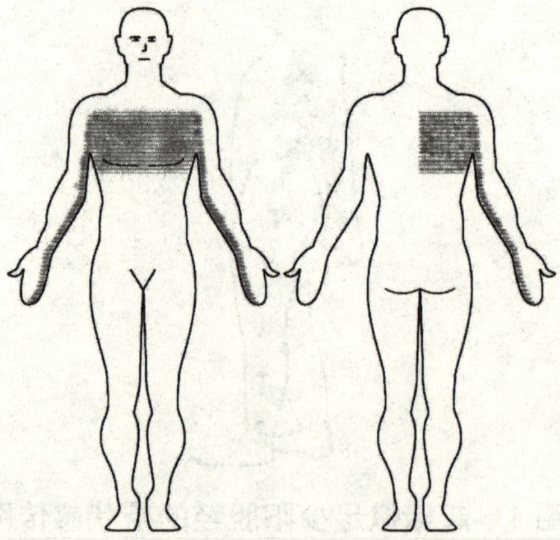

图6　近似手少阴心经的带状感传图

7. **近似手太阴肺经的带状感传**

病例7：李某，男，44岁。通电后电麻样感出现在左侧拇指，并沿桡侧延伸至肩，宽3~4cm。右侧则由尺侧上升到胸部（图7）。

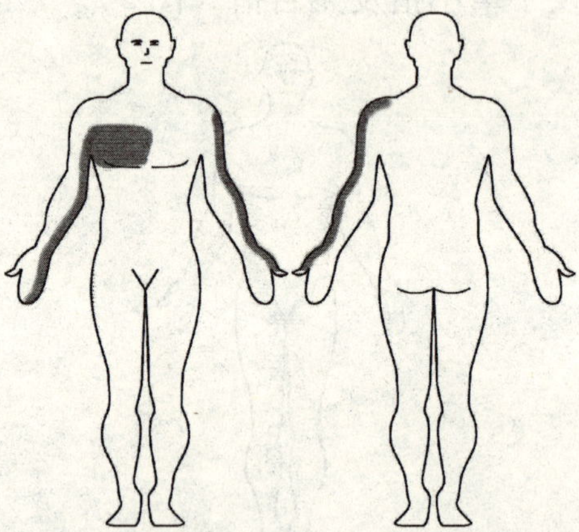

图7　近似手太阴肺经的带状感传图

8. **围胸的带状感传**

病例8：崔某，男，54岁。通电后麻木出现在背部，然后向两侧感传，经两侧腋部、两乳，经胸感传到正中线，呈宽3cm的带状(图8)。

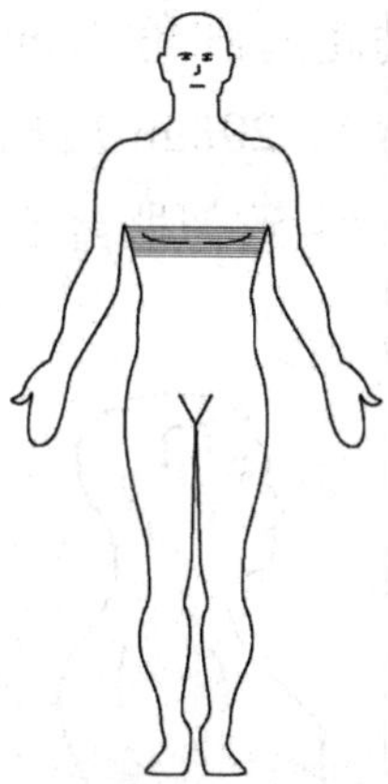

图 8 围胸的带状感传图

9. 近似带脉的围腰带状感传

病例 9：杨某，男，20 岁。通电后针感出现在右上肢及右胸部，5min 后在腰部有宽约 3cm 之带状针感自左至右围腰环行至治疗结束（图 9）。

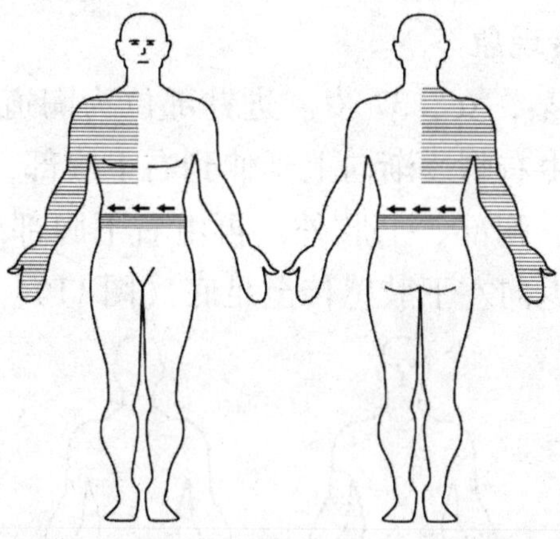

图 9 近似带脉的围腰带状感传图

10. 两侧针感和两向性感传伴荨麻疹样丘疹

病例 10：王某，男，51 岁。进针部位为脊中穴。通电后电麻样感立即出现于两侧腹股沟，增强电流电麻感逐渐向下延伸到臀及大腿部，5min 后至小腿，6min 后至足背。两侧腹股沟伴发热感。再增强电流电麻感伴热气感自腹股沟逐渐上行，经腹部至两乳头部，再到颈、喉部，8min 后至两侧头部，头顶无电麻感，但有温热感。10min 后于左侧胁肋距肩胛角 3cm 处陆续出现 3 个荨麻疹样丘疹，周围绕红晕并感发痒。20min 后出现第四个丘疹，4 个丘疹呈一尖端朝脊柱的三角形，大致似胆经在此处的曲折，停止治疗于次晨消失（图 10）。

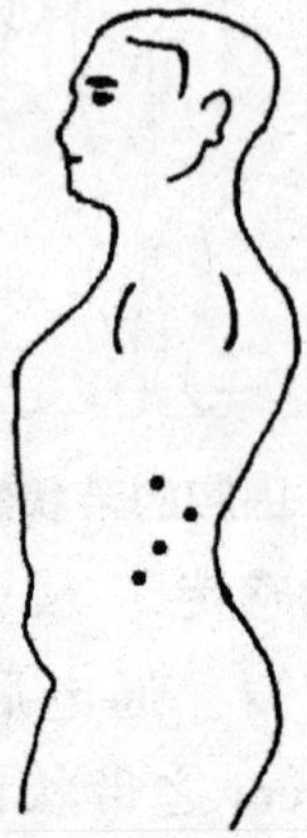

图 10　两侧针感和两向性感传伴荨麻疹样丘疹图

11. **折返感传现象**

病例 11：朱某，女，37 岁。进针部位为陶道穴，深度 4. 5cm。通电后电麻样感由右脚逐渐向上延伸到右下腹部，由此除继续向上延伸至同侧腹部、胸部、上肢外，再由右下腹部感传到左下腹部，然后由左下腹折返向左下肢感传至足底（图 11）。

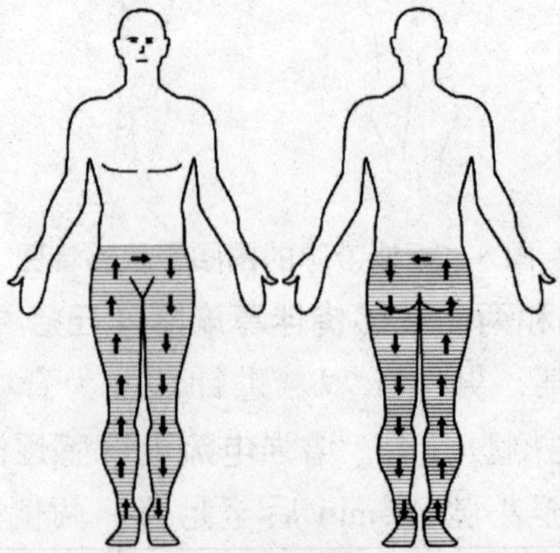

图 11　折返感传现象图

第三节　跨越式感传和互不连接的针感区

1. 右侧上、下肢针感，右腹部无针感而左腹有针感

病例12：王某，男，56岁。通电后电麻感出现在右脚，并沿全下肢向上延伸至腹股沟针感消失，但稍后越过腹部又出现在右侧胸部及上肢，右腹部无针感，而左侧腹部出现针感（图12）。

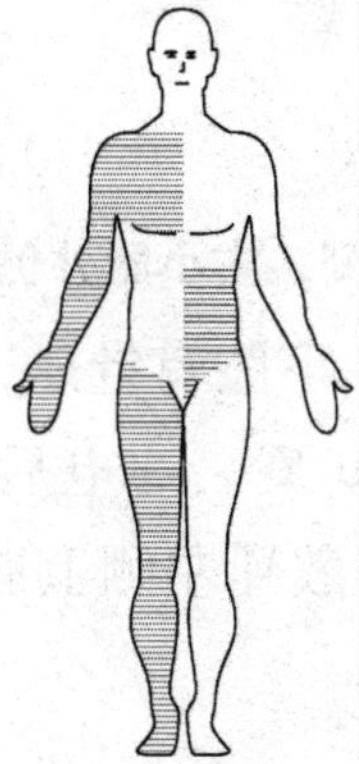

图12　右侧上、下肢及左腹部针感图

2. 右侧胸背部，左侧下肢的感传现象

病例13：侯某，女，42岁。通电后麻木感出现在右侧胸和背部，但稍后由左侧腹股沟沿全下肢延伸到足部（图13）。

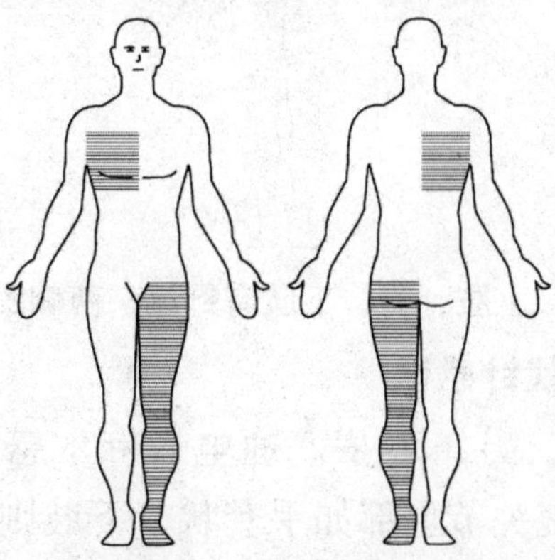

图13　右侧胸背部，左侧下肢的感传现象图

3. **左胸左小腿内侧，右小腿外侧互不连贯的针感区**

病例 14：北某，女，20 岁。通电后左胸出现麻木感，10min 后左小腿内侧，右小腿外侧出现针感，右手发热感（图 14）。

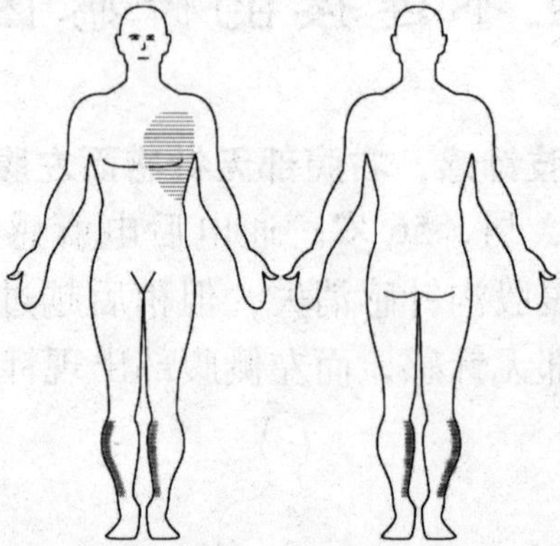

图 14　左胸左小腿内侧，右小腿外侧互不连贯的针感区图

4. **两侧手、上肢、胸、下肢有针感，两侧腹部则无针感**

病例 15：孙某，男，50 岁。通电后电麻感出现于右手、右上肢及右侧胸背部，后逐渐扩散到左侧上肢、胸部及两侧下肢，两侧腹部无针感（图 15）。

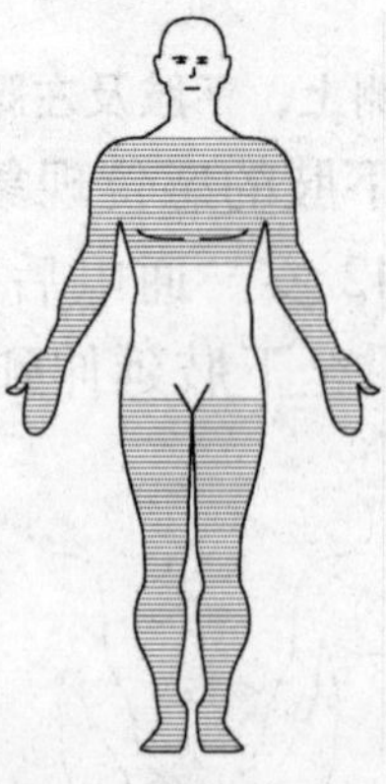

15　两侧手、上肢、胸、下肢有针感，两侧腹部则无针感图

5. **手套状和袜状针感区**

病例 16：周某，男，56 岁。通电后麻木感出现于右胸部，后针感出现于两手至腕关节上部如手套状，下肢则出现于两足踝关节以上似袜状的针感区（图 16）。

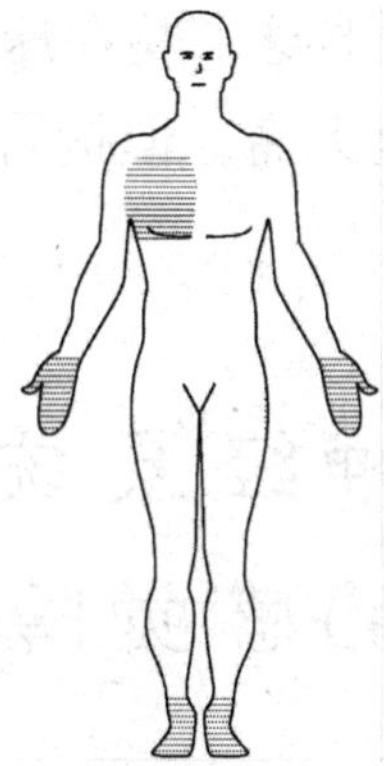

图 16　手套状和袜状针感区图

6. **往返感传现象**

病例 17：王某，男，22 岁。进针部位大椎穴，进针深度 4.7cm。通电后电麻感出现在右上肢及胸部，后逐渐延伸到腹部、下肢至脚，然后自觉自上而下又自下而上的上下往返流动感。10min 后此流动感自然消失，增强电流此上下流动感又复出现至治疗结束。

7. **其他异常感觉**

（1）流水感。病例 18：程某，男，36 岁。通电后自感右半身有淋浴一样水向下流的感觉，20min 后出现上下往返流动，25 min 后加大电流强度出现自左至右围腰旋转的流水感，直至治疗结束。

（2）吹风感及悬空感。病例 19：令某，男，35 岁。通电后针感由两下肢逐渐向上至胸部，15min 后自觉有衣服像被风吹一样自右至左的飘动感，并感觉没坐在凳子上像悬在空中一样。全身伴有发热感。治疗结束立即消失。

（3）滚动感伴悬空感。病例 20：谢某，女，32 岁。通电后电麻感沿右下肢一跳一跳向上延伸至腹、胸和右上肢，此时感右脚没有踏在地上，身子像在地上滚动一样，约 5min 后滚动感消失，但身子则像悬在空中，治疗结束立即消失。

（4）下溜感。病例 21：朱某，女，36 岁。为督脉电针麻醉进行扎管手术，通电后电麻感自右下肢逐渐向上延伸到右腹、胸和右上肢，10min 后病人自觉右半身未躺在床上，身子好像向下溜，让人把她拉住，手术顺利完全无痛，但掏管时的刺激不感疼痛只感麻木感增重。

第四节　某些神经系统疾病出现类似经络走行的感觉障碍或疼痛

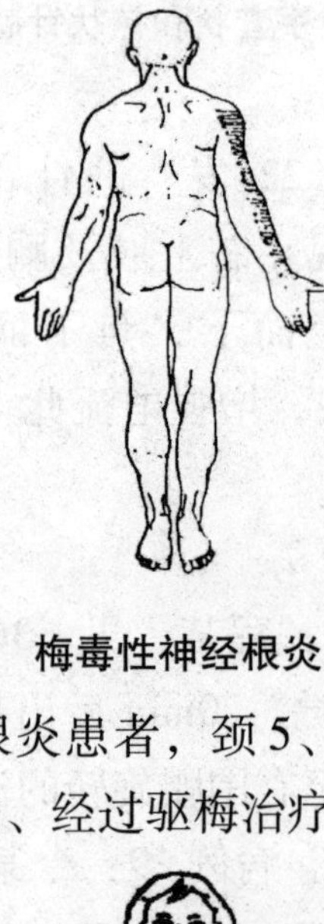

图 17　梅毒性神经根炎之根痛

35 岁的梅毒性神经根炎患者，颈 5、颈 6、颈 7 范围有剧烈根痛，脑脊液淋巴细胞增加、经过驱梅治疗痊愈（图 17）。

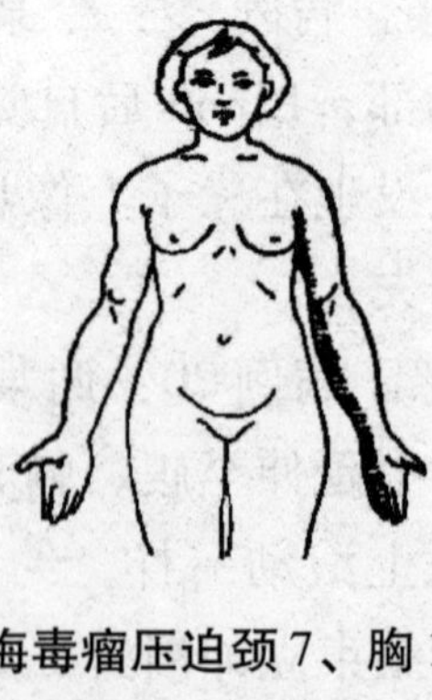

图 18　梅毒瘤压迫颈 7、胸 1 前后根

46 岁女性 6 个月以来有颈 7、胸 1 神经根炎症状。除图示之感觉丧失范围外，左手鱼际肌与小鱼肌萎缩明显。病理解剖发现颈 7

与胸 1 前后根受梅毒瘤（橡皮瘤）压迫。生前右侧瞳孔健全，左侧自幼失明（图 18）。

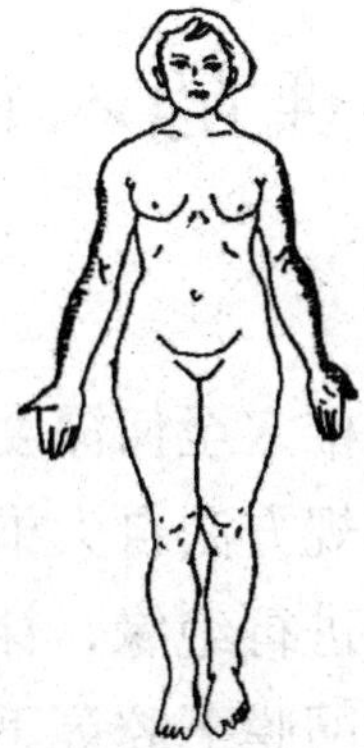

图 19　两侧颈肋畸形之上肢感觉症状

35 岁女性患者，1 年前上肢疼，颈 5、颈 6 感觉区域缺失。X 线摄影发现 2 侧颈肋，当切除右侧颈肋后，右侧症状消失（图 19）。

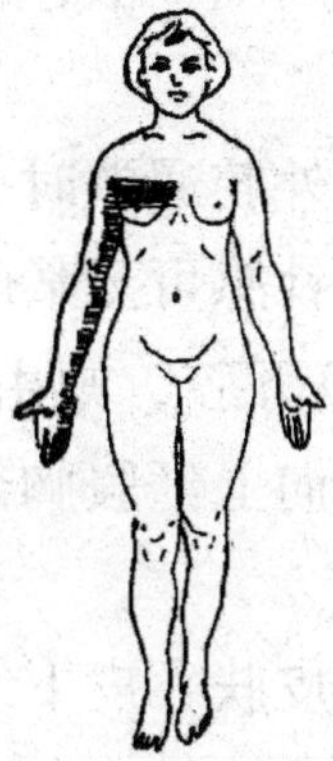

图 20　根炎感觉障碍

70 岁女性患者，右上肢内侧疼痛，咳嗽或用力时疼痛更剧烈。颈 7、胸 1、胸 2、胸 3、胸 4 区域浅层感觉与深层感觉丧失，右侧眼球陷没，瞳孔缩小。右侧桡反射消失，肱三头肌反射迟钝，手部肌肉萎缩、皮肤光滑、温度较左侧略低。根炎原因不明（图 20）。

（摘自陈克勤著的《经络的研究》）

第五节 探讨脊里电针感传形成原理的人体实验

人体实验例 1

目的 探讨针刺督脉大椎穴至何深度才会产生感传现象?

方法 以 7 号腰穿针常规方法自大椎穴进行硬膜外腔穿刺，再以针尖裸露，针体以绝缘漆进行绝缘，穿刺过程中分别在皮肤、皮下、黄韧带、硬膜外腔、蛛网膜下腔等不同深度进行通电刺激，观察在哪个层次出现脊里电针相同的感传现象。共在 2 个志愿者身上进行人体实验，结果均相同。

结果 针尖在皮肤、皮下、黄韧带等深度通电时麻木感仅在针尖周围，增加电流强度可向周围扩散，再增强电流则产生疼痛感至不能耐受。

针尖通过黄韧带到硬膜外腔通电时，小电量针麻感在无关电极针尖周围，增大电流强度，针感可至某侧上肢和胸部。

针尖通过硬膜至蛛网膜下腔，则由胸部向下感传到下肢或足部，另一例则由足部经下肢向上经腹胸部感传同侧上肢。并可产生上下流动感觉和蚁走感。

结论 自大椎穴进针在皮肤、皮下组织、黄韧带通电时只在针刺局部产生电麻感，均不产生感传现象，在硬膜外腔通电时可在胸部和上肢即在相应的神经节段产生针感和感传，说明针尖电流在硬膜外腔扩散到神经根才产生节段性针感及感传现象，可能是上肢和胸部针感的来源。针尖进入蛛网膜下腔才可产生自下而上或自上而下的长距离感传现象和上下流动感。说明是针尖电流刺激脊髓并影响上级中枢所致。

人体实验例 2

目的 探讨脊电针针感和感传是来自外周还是来自中枢？进行

腰麻后，下肢是否还会出现感传现象？

方法 当腰麻后麻醉平面至脐部，下肢感觉及运动功能已全部丧失，在大椎穴进针至蛛网膜下腔，通电后观察下肢是否还有感觉和感传现象？

结果 当针刺通电后，针感仍首先出现于下肢并逐渐向上感传至腹、胸部。

结论 说明脊电针感传是来自脊髓和上位中枢，外周的感传现象是来自刺激中枢部位在外周产生的投射感觉。

人体实验例 3

目的 验证电流在背索扩散是否是感传现象产生的原因。

方法 利用腰椎骨折进行椎板减压手术的机会，以直径 0.1mm 的纤细铜丝做刺激电极，直接在脊髓损伤的头侧，自后正中沟向外侧缓慢移动和由外侧向后正中沟移动，观察是否产生自下而上或自上而下的感传现象。

结果

（1）当电极自背索外侧向后正中沟移动时患者麻木感从右侧腰部向下感传至下肢直至足跟，当刺激电极由后正中沟向外侧移动时患者自觉麻木感自膝下部向上感传至腹部。

（2）电极置背索不做移动，只增强电流也可出现感传现象。如电极置背索表面，患者仅在同侧脐上偏左出现麻木感，增强电流，麻木感向下感传到耻骨联合，向上感传到季肋部，再增强电流麻木感经大腿后侧直至足跟。

结论 针感是由于电流刺激脊髓神经所致，感传现象则由于电流在脊髓的扩散，说明电流在脊髓神经纤维间的横向扩散是感传形成的基本原因。

人体实验例 4－1

目的探索 感传带的宽度是否与刺激电极的粗细影响神经纤维的多少有关，如以纤细电极刺激是否可使感传带变细成线带状感传？

方法 在上胸段即由大椎穴以 7 号腰穿针穿刺至蛛网膜下腔，

以抽吸见脑脊液为准，然后自针孔插入 0.1mm 的纤细绝缘铜丝作为刺激电极，并使触及脊髓，通电观察是否会使感传带变细而出现线带状感传。

结果 以极小电流刺激受试者，其自感从右手中指与无名指联合处出现针感，宽度自述如竹筷宽的线带状。然后经手掌走向内关穴，后沿前臂内侧（相当于心包经）感传至腋窝。

结论 感传带的粗细与刺激电极的粗细影响神经纤维的多少有关。

人体实验例 4 –2

目的方法 同上。

结果 由大椎穴进针通电后针感自足小趾始，呈竹筷细的感传带逐渐沿小腿前外侧向上感传至膝关节处停止，增强电流感疼痛，实验即中止。此感传与足太阳膀胱经相同（图 3）。共在 2 名志愿者中进行了 4 次实验，结果 2 次出现在上肢，1 次沿手太阴肺经，1 例大致与手厥阴心包经相同，感传速度较慢由手指至腋窝需经 5min。

结论 上述实验证明了以纤细电极刺激可以引出细如竹筷的线带状感传现象，这与经络感传的线带状基本相同，证明了脊里电针感传带的宽度与刺激电极的粗细，和刺激电极距离脊髓的远近，针尖电场大小，电流影响神经纤维的多少有关（图 21）。

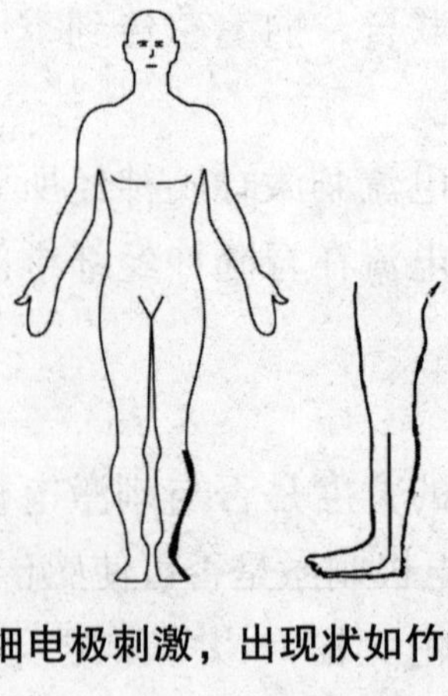

图 21　以纤细电极刺激，出现状如竹筷细的感传带

第六节 脊里电针感传现象形成的原因

（1）通过上述简单的人体实验证实了，纤维间兴奋横向传递是感传形成的基本原因，脊里电针的针感与感传现象源于电流对脊髓的电刺激和电流在背索的横向传递。这是由于背索的解剖学特点在脊髓背部，各节段的排列是：骶、腰、胸、颈等节段由内向外侧呈扇形依次排列（图22），来自尾端的纤维排列在背索表层，故首先受电针影响的应是脊髓背索，虽然同由大椎穴进针，但感传起始点、感传方向均不相同，这可能缘于此解剖特点，使背索各节段都有机会受电针的直接刺激。进针点虽然相同，但进针时针体略有不同程度的弯曲，电针对背索的刺激点就可略有差异，便可影响到不同背索节段，如针尖首先触及骶髓，针感便可首先出现在足部或下肢，随电流持续刺激，电流逐渐向腰、胸部、颈段扩延，针感便依次向上感传。若针尖电流首先影响胸、颈段，针感便首先出现于上肢或胸部，感传则向下肢方向进行。这便是针感起始点不同和感传方向各异的原因。

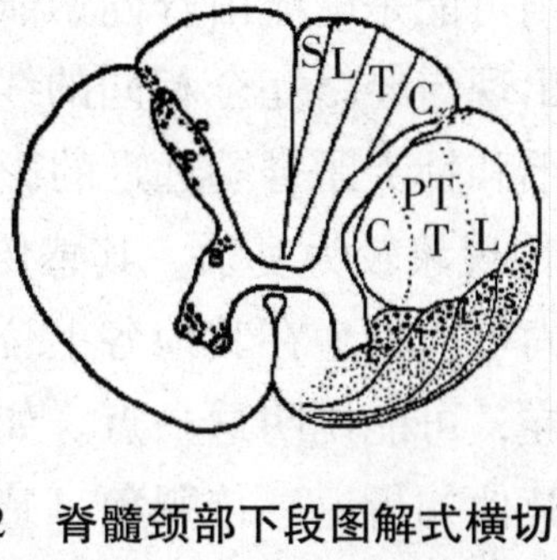

图22 脊髓颈部下段图解式横切面图

C：颈；T：胸；L：腰；S：骶；PT：锥体束。

（2）为什么由大椎穴（$C_7 \sim T_1$）进针，针感却首先出现在足部，这是由“投射定律”决定的。有的生理学记载：“刺激感觉通路任何点（感官以上中枢端）所引起感觉是投射于外周，而不是刺激点”[3]，因此脊里电针的针感及感传现象是刺激中枢的一种投射性感觉。

（3）脊里电针感传现象的基本原因是电流在脊髓或上位中枢内的电流扩延。而这种电流扩延需要一定的电流强度，这是由于神经鞘膜都是绝缘体，只有在电流足够强大时，细胞膜被电穿孔，兴奋才能由阈下兴奋转化为阈值兴奋，电流才能扩散到邻近纤维，这个电量积累过程是要耗费时间的，因此脊里电针感传速度也是缓慢的。

（4）脊里电针感传带的宽度每次也不相同，有半身、肢体的某一侧面，也出现线带状甚至酷似经络的线带状感传现象。这可能是由于脊里电针刺激的是神经中枢部位，电针影响神经纤维较多，电流影响神经纤维越多感传带越宽。电针影响纤维的多少又和针尖与脊髓的距离有关，针尖距脊髓较近甚至贴近脊髓，这时针尖电流密度较大，电场面积相对较小，故影响神经纤维较少感传带便较窄，较小的电流可引出感传。反之针尖距脊髓较远，电流密度较疏，电场面积较大，影响神经纤维较多，达到受刺激纤维兴奋阈值常需较大电流强度才会引出针感和感传，故其感传带较宽。尤其针尖在硬膜外腔，电流须透过硬膜和脑脊液，需电流扩散到背索或相应神经根，更需大电量，影响范围更广，也是相应节段大面积感传的原因。半身感传的原因则可能是电流由脊髓索骶段逐渐扩散到颈段所致。细电极刺激脊髓出现与经络完全相同的线带状感传，也说明感传带的宽度受针尖粗细和针尖距脊髓远近的影响。

（5）脊里电针感传现象较为复杂。其感传的部位不仅形成于脊髓被刺激局部，而且尚可能发生在其他各上位中枢系统内。其针感或感传部位的多式多样，可能说明这一点。如在腰段进针感传亦然可传到上肢或头部，其他如折返感传现象、感传部位呈右上肢、左下肢，或右上肢、左腹部再右下肢、互不连接的针感区及四肢末梢的针感，而且具有双侧效应。既有纵向感传，如由足部向上感传的各经脉，也有横向感传如环行于胸、腹部出现的带状感传，说明中枢系统内纤维既有纵行也有横向排列，也说明中枢内神经纤维间关系之复杂。这些复杂的感传现象我们无从解释。也可能是脊髓被刺激的神经纤维在向脑干、丘脑甚至皮层传递过程中在某处与之相邻近，而受到刺激电流的影响，总之这些现象有待于生理学家的研究解答。

（6）脊里电针针感性质不仅出现过传统针刺出现的各种人体感觉，而且还出现如腾空感、下溜感、滚动感等异常感觉。这些属于没有运动的运动感，有的认为是皮层受到电流刺激的结果。说明脊里电针感传现象也影响到丘脑和皮层。

第三篇　经络感传原理探析

第一章 经络感传现象是怎样形成的

第一节 脊里电针感传原理对经络感传现象的几点启示

脊里电针感传与经络感传虽刺激点不同，但有许多共同点，如针感性质相同，有的感传路线相同，感传速度相同，某些感传特点流水感、虫跳感、两向性感传、隐性感传等，均有相似处，而且有更好的治疗作用，这些共同的感传现象必有相同的原因。可以借鉴脊里电针慢速感传的原因，以及人体实验启示，去揭示经络感传可能形成的原因。

（1）实践证明，神经束内兴奋的横向传递是脊里电针感传现象形成的基本原因，而且不仅在被刺激脊髓局部，尚可能在上位中枢内实现电流扩延，那么刺激外周穴位的传入纤维应该可以在脊髓以上中枢神经束内实现兴奋电流的扩延，经络感传现象，可能就是脊髓以上中枢内兴奋扩延在外周产生的一种投射感觉，所以外周找不到经络通道。

（2）经络感传带的宽度是由受刺激纤维多少决定的，之所以呈线带状感传，是因穴位刺激只影响一两根纤维，横向传递也只能在这少数纤维间进行，故感传路线呈线带状。

（3）脊里电针刺激脊髓神经中枢部位，可出现多条符合经络路线的线带状感传，而且某些脊髓神经疾病也可以出现类似经络的感传带，督脉在经络中又起总督作用，这说明脊髓也是经络感传形成的初级中枢。

(4) 而经络感传又有不同感传和恒定的感传路线，感传又是在最贴近的纤维间进行，因此脊髓内必有反映不同感传线路邻近纤维的排列模式。

在上述启示下结合各电生理学有关内容才产生了对经络感传原理的以下构想。

第二节　经络形成的电生理学基础

既然纤维间的兴奋横向传递是感传现象的基本原因，那么神经纤维间能实现横向传递吗？以往由于“绝缘传导”法则和“全或无”定律，认为兴奋是不能横向传递的。但现在有越来越多的生理学研究认为“绝缘传导法则”并不是绝对的。据苏联出版的《肌肉和神经系统普通生理学》记载：“Hering 指出在一定条件下，在脊椎动物神经干内兴奋也可能由一根神经纤维传递至另一根神经纤维，发生这种传递时，神经纤维必须具有高度的兴奋性。在兴奋性增高区域，兴奋的横向传递是借助于兴奋电流进行的，这点早在 100 多年前已经被许多学者证实”“这表明一些神经纤维的兴奋电流能刺激最邻近的神经纤维，而后者的兴奋电流再依次刺激同它相邻的另一部分纤维”“兴奋性的增高，表现为迅速地反复给予阈下刺激时神经发生兴奋，因此神经纤维和肌肉一样，总和现象也是其共有的特性”[4]。

《神经电生理学》（王伯扬著）也说明“兴奋纤维上的局部电流会流经邻近神经纤维，因而会影响邻近纤维的兴奋性”。“神经纤维在兴奋性增高的情况下，一条神经纤维的冲动，就有可能使邻近的纤维发生兴奋冲动。”[5]

牛汉璋教授在他著的《神经生理学与经络生理学》一书中也记载："在一个神经肌肉标本受到刺激而兴奋时，动作电位可以成为刺激而刺激另一个标本的神经使之兴奋。"[6]

近年出版的《生理学》（李国彰主编）中也记载："局部反应（即阈下兴奋）是可兴奋细胞的主动反应"，其特点不符合"全或无"定律，在阈下刺激的范围内，它可随刺激的增强而增大。"如果在细胞的同一部位先后给予两个阈下刺激，当第一个阈下刺激引起局部反应尚未消失前，紧接着给予第二个阈下刺激所引起的局部反应可与第一个局部反应叠加起来，即发生总和。""细胞的兴奋可由两种方式引起，一种是给予一个阈值以上的刺激，就能使静息电位减少到阈电位，从而暴发动作电位。另一种是给予多个阈下刺激，使局部反应发生总和，导致动作电位的暴发。总和现象的生理意义就在于使局部兴奋有可能转化为动作电位。"[7]

这些论点为经络感传奠定了坚实的理论基础。

第三节　经络感传是怎样形成的？

简单地说经络感传是兴奋在中枢内感觉纤维间横向传递产生的。这是由于穴位内的神经纤维末梢受到针刺的刺激时，致使离子通道开放，致钠离子大量内流和随后的钾离子大量外流而引发神经冲动，在此冲动由脊髓向大脑皮层传递的过程中，前面就有局部电流产生，在脊髓后索由兴奋纤维的局部电流会流经邻近的静息纤维，这对其邻近纤维是一种轻微刺激而提高了兴奋性。不过在正常情况下，因其只是一种阈下刺激达不到兴奋阈值，是不足以引起邻近纤维产生神经冲动的，因而并不产生感觉。但神经纤维在提高了兴奋性的情况下。又在针刺迅速地反复提插捻转的刺激下，由于时间和空间的总和作用，兴奋电流强度不断叠加，邻近纤维便可以由阈下兴奋变为阈值兴奋而产生感觉冲动。这个冲动又会使下一个与之邻近的纤维受到阈下刺激，继而又在连续刺激下由阈下兴奋转为阈值兴奋而产生感觉冲动。如此在邻近纤维间依次激发和传递下去，在皮层产生的感觉投射于体表的感觉也逐渐地向前延伸，就成了所谓的经络感传现象。所以经络感传是一种在中枢内兴奋横向传递产生的投射性感觉，外周可能并不存在特殊组织结构。

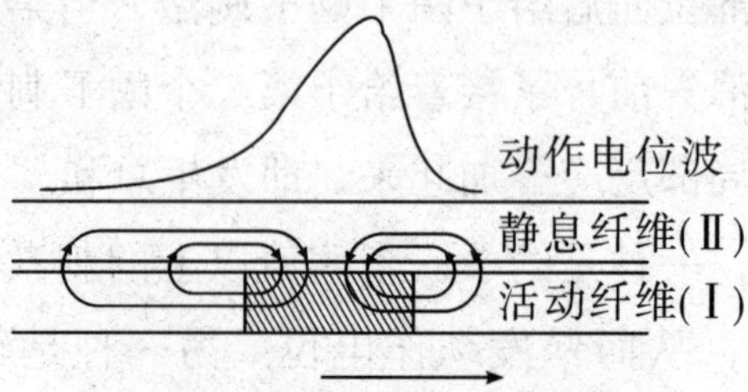

图 23 活动神经纤维的局部电流对静息纤维的影响

第四节 中枢内兴奋是怎样横向传递的？

据生理学记载中枢内兴奋传递有以下几种：一种是突触传递，该传递是单向传递而且中枢延搁时间很短，不是横向传递，显然与经络感传不同；另一种可能是电传递突触，电突触可以横向传递，但也存在中枢延搁时间短，不须多次重复刺激，也与经络感传不同。再就是贴近纤维间借生物电流的横向传递，这在生理学中没有明确记载，但都承认在一定条件下兴奋是可以横向传递的，这个条件就是纤维紧紧相贴和连续重复刺激。我们已在脊髓后索找到了神经元间贴近排列的队列，或称贴近纤维排列线，使这种兴奋传递方式成为可能，或者说是经络感传形成的关键所在。

第五节　经络感传形成的必要条件

1. **须有激发源**　针刺首先引发得气即感觉神经冲动，激发神经冲动的电流增高了邻近纤维的兴奋性，虽达不到兴奋阈值只是阈下兴奋，但它为兴奋传递预置了前提条件，如再遇下述情况，就可以激发横向传递，所以针刺首先引发的神经冲动是经络感传的排头兵，是激发源。

2. **中枢内贴近神经纤维的排列模式是经络感传的组织学基础**　经络感传必须有神经正常的信息传递功能和皮层的感知功能才能实现，但最重要的是应有与经络轨迹相对应的组织结构，这种结构是由于中枢内纤维间的间距并不是相等的，有的间距较近紧紧相贴，有的距离则相对较远，显然兴奋最易在较近或紧贴纤维间横向传递，因此可能在中枢内存在和经络轨迹相对应的贴近纤维的排列模式。这个排列模式是经络形成的组织结构基础。现已在脊髓背索神经束中可以看到这种成链的神经纤维的贴近排列（图 24），这种排列模式一定有它的生理作用，除易于感传外，更重要的可能是，人类在进化过程中为适应生存，神经纤维间以互相贴近的方式联系于全身各肢体、脏腑，发挥相互作用、相互协调、相互制约以实现生理和病理修复的自身功能调整系统，是经络神经系统的重要功能。

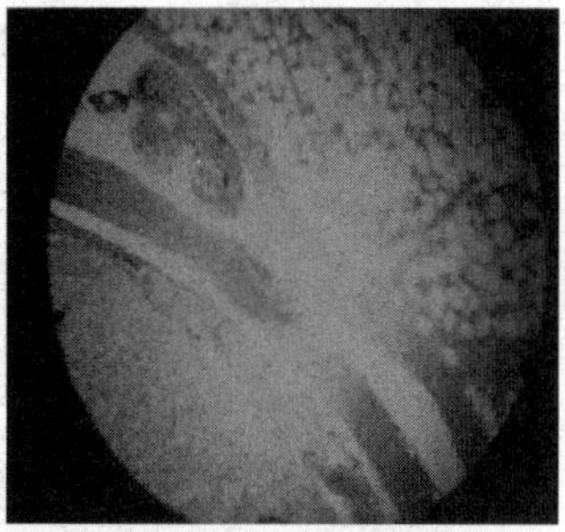

图 24　山羊脊髓横断面，神经束内可见贴近排列的神经细胞

薛崇成教授在脊髓中发现经络细胞柱。是否与纤维贴近排列相同，我们不敢断言，但都认为是经络组织学基础。

（说明：图 24 是电针刺激羊脊髓的动物安全实验的照片实验中偶然发现背索神经纤维紧贴排列）

3. **生物电流是经络感传的动力** 在经络学中最重要的是“气”，那么气的功能是什么？气的功能首先是运行气血，是一切脏腑功能的动力。“气催血行，血为气母”，血与气互为生存的条件是不能分离的。现代医学认为，神经受到刺激就有生物电流产生，也是一切生理活动的动力，因刺激穴位可以产生生物电流。在连续不断的刺激下生物电流强度不断叠加，才能透过膜电阻，兴奋才能横向传递。因此生物电也是经络形成和运行的动力。经络感传就是借助这种动力形成的，因此经络感传是离不开生物电流的。

4. **总和作用即提插捻转的针刺手法是经络感传的必要条件** 在经络普查中发现，经络感传的发生必须刺准穴位，而且要快速不停地捣针或提、插、捻、转连续刺激感传才能发生。停止刺激感传则停止进行。这是由于冲动纤维只能激发邻近纤维的阈下兴奋，这种阈下兴奋只有在时间和空间的总和作用下才会成为阈值兴奋，因此这种刺激必须是连续的快速的。因为阈下兴奋消失很快，这就要求刺激的间隔时间必须在 0.04ms 内，因为在第 1 次刺激后的阈下兴奋消失前再给予阈下刺激 2 个阈下刺激生物电才能叠加，才会起到总和作用，因此针刺手法在经络感传的形成中起到关键性的作用。当然也有例外，就是如果刺激电流强度大，电流透过组织间液或细胞膜被电穿孔（或称做击穿），也可以产生兴奋的横向传递。

第六节 对经络感传现象的几点解释

1. **为什么经络感传可以跨越脊神经各个节段性？** 这是由于邻近纤维的排列模式是在脊髓以上中枢神经系统内，故经络感传不受脊神经节段影响，但穴位治疗适应证与脊神经节段性有关，比如督脉穴位分为上中下三焦，上焦病，即胸部（$C_7 \sim T_6$）则主治心肺心包疾病；中焦病，即上腹段（$T_7 \sim T_{12}$）则治疗肝胆、胃肠疾病；下焦病，即腰骶部穴位则治疗肛门及泌尿生殖系统疾病。说明了穴位治疗与脊神经节段性也确有密切关系。也可以从十二经脉适应证中看出，不管哪条经脉，凡经过胸段的穴位，都可治疗咳嗽气喘。说明穴位在治疗中还是受脊神经节段性的影响的。

2. **为什么经络感传慢于神经传导？** 从经络感传形成过程可以看出，感传的形成只有在迅速连续针刺的条件下，即通过空间和时间总和作用，电流强度不断积累，邻近纤维才能由阈下兴奋转为阈值兴奋，而暴发新的冲动，感传才能进行。这个过程耗损的时间延搁了感传速度，这就成为经络感传慢于神经传导的根本原因。

3. **为什么会出现流水感、虫跳感、蠕动感等异常感觉？** 流水感这种感觉的来源可能是电流不断地横向流经条条纤维而产生流水感。虫跳感则可能由于在感觉延伸过程中有一个阈下兴奋节段，此节段不产生感觉，因此在感觉延伸的条链中就会出现一个一个感觉缺失段，可能就是虫跳感、蠕动感的形成原因。

4. **经络感传为什么会呈线带状？** 由于中枢内神经束是由有髓鞘和无髓鞘、粗细不等的纤维组成，兴奋阈值也不相同。纤维间距离不一，因此就会出现有的纤维间距离较近，紧紧相贴。细胞膜电阻也不相同，因此兴奋的邻近传递只能在两条纤维贴得最近或膜电阻较低的感觉纤维中传递。这种贴近或膜电阻低的纤维排列模式就成为经络感传的轨迹。由于针刺穴位只刺激单或少数条纤维，兴奋的横向传递只能在单或双纤维间进行，故感传只能呈线状。如果受刺激纤维较多则呈不同宽度的带状。所以感传线路的宽度是受刺激纤维的多寡所决定的。中枢内各神经间的联系是非常复杂的，或者这种贴近或低膜电阻纤维的排列线，也可能就是人类固有的受先天和基因决定的组织，是神经纤维间相互作用，调整生理、病理的功能的一种组织形态。邻近细胞的兴奋性和膜电阻在不同的环境和条件下是有不同的变化的，因此感传路线也不会完全固定不变的。

5. **经络为什么有十四经等多条不同路线？** 这是由于针刺的起始点的不同，邻近纤维的贴近模式和感传路线也就各异，因而出现了多种名称和不同的感传路线。如起始于大踇趾内侧，便成为脾经的感传路线，起始于小趾外则成足太阳膀胱经感传路线。始于不同手指则出现于上肢不同感传线路。经络感传源于针刺疗法的实践，是发现不同感传路线在前，而经络名称在其后，是先人经过长期医疗实践，由不同感传线路治疗不同疾病，而命名了各具治疗特点的线路和名称。所以沿经感传的命名是由先人的实践经验而来。

6. **为什么有两向性感传？** 针刺在体表末梢则呈单向感传，如针刺体表中部穴位，由于两旁都有邻近纤维则可出现向 2 个方向感传。

7. **为什么有隐性感传？** 由于各种原因邻近纤维的兴奋阈值也有不同，或感传的轨迹的排列模式中也可能有的神经纤维兴奋阈值较高或某些运动纤维在列，它可以传递阈下兴奋而自身并达不到兴奋阈值而不产生感觉，这样感传中缺乏感觉的区域段就成了隐性感传现象。如果排列模式中有低阈值的运动纤维，也就可以出现皮肤跳动等情况。

8. **为什么只有部分人出现感传现象？** 由于人体体质各异，兴奋性也有不同，无疑兴奋性增高（兴奋阈值低）的人较易出现经络感传，因而可以出现所谓经络敏感人。而且刺激方法也因人而异，也会出现不同结果，比如提、插、捻、转刺激速度间隔慢于 0.4ms，就不会产生总和作用，没有刺中经络轨迹的排列模式中触发点就引不出经络感传现象。

9. **为什么针刺的感传有趋病灶性？** 这可能是由于当 2 个传入源同时启动时，受刺激点的兴奋性增高，不仅见于受刺激纤维的邻近部位，而且也见于与刺激部位相距数毫米处。有的实验认为，如果阈下刺激较阈刺激弱 5%，则在离刺激部位 9mm 处也可探察出兴奋性的变化，就是说当病灶在中枢内形成一个兴奋灶，在其周围一定范围内形成阈下兴奋称之为阈下边缘。而这时针刺也在中枢内形成另一个兴奋灶，周围也形成一个阈下边缘，这 2 个阈下边缘在不断刺激下，2 个阈下边缘不断扩大，如果 2 个传入源互相重叠则起到了总和作用，针感便可达到了病灶区域，这可能是形成趋病性的原因。

10. **为什么沿经出现皮肤病变？** 依我们的经验，曾有一例在电针督脉穴位时在左季肋下先后出现 4 个高粱米粒大小呈三角形的荨麻疹（图 10），周围有红晕并有痒感。说明被刺激神经末梢也可释放组胺等化学物质，沿经皮肤病变可能与末梢释放某些递质或某些有毒物质有关。

第二章　值得讨论的几个问题

第一节　经络与神经的关系

从经络感传形成过程可以看出，经络与神经有着千丝万缕的关系，主要表现在：

1. **穴位与神经关系**　穴位与经络有不可分割的联系，经络是以穴位为据点，穴位则以经络为通路。感传现象就是穴位为起点。针刺中所谓“得气”“行气”“调气”，都是以穴位为刺激点，并以各种不同针刺手法进行的。国内各地对穴位下的组织结构进行了广泛研究，一致认为穴位下只有末梢神经丛和肌梭等神经组织。穴位注入利多卡因麻醉后则无针感也不出现感传现象，针刺“得气、行气、调气”的功能也皆丧失，说明得气与经络感传现象均离不开正常神经功能。

2. **督脉与脊髓神经的关系**　督脉为奇经八脉之首，其功能为总督诸阳，从下列事实可以看出，督脉和脊髓神经有密不可分的关系。《难经·二十八难》云“督脉者，起于下极之俞，并于脊里，上至风府，入属于脑”。就是说督脉起始长强穴，然后并于脊柱里面上行，至风府穴入脑。督脉主干走行与脊髓相同，其运行路线与脊髓解剖位置和入脑位置是一致的。其功能又是“总督”作用，虽然其说为总督诸阳，但实际与阴经诸经脉通过多种管道均有联系。故督脉也被称为“督领经脉之海”。而带脉则直接出自督脉，而事实证明我们在刺激脊髓时也可以出现腰、胸部的带脉感传。也曾多次出现与多种经络线路相同的感传，如足太阳膀胱经、足阳明胃经、手少阴心经、手太阴肺经等阴阳各经的感传现象。由于电针脊髓可出现各不相同的经别，可见其他感传现象如交叉、交会等现象可能是来自对脊髓的刺激。“刺中髓而伛偻”的论述就是明证，说明古人曾针刺过脊髓。由于当时的历史条件，没有消毒观念及设施，针刺脊髓出现一些副作用是难免的。所以以后才出现督脉深刺不得超过 8 分至 1 寸的禁忌。但现代针灸师并未遵守此禁忌，由于现在钢针细又有消毒措施就不会出现重要的副作用。因此不论从运行路线还是功能来看，脊髓也是经络的初级中枢。

从督脉穴位的治疗适应证可以看出，与脊神经也有密切关系，督脉穴位以及十二经脉适应证，不管哪条经脉，凡经过胸段的穴位，都可治疗咳嗽气喘。从躯干穴位对脏腑病治疗的影响也可看出，如上焦病，即胸部（$C_7 \sim T_6$）则主治心、肺、心包疾病；中焦病，即上腹段（$T_7 \sim T_{12}$）则治疗肝胆、胃肠疾病；下焦病，即腰骶部穴位则治疗肛门及泌尿生殖系统疾病。说明了穴位治疗与脊神经节段性确有密切关系。

3. **经络与大脑中枢神经的关系**　中医学认为，脑为元神之府，是人体一切神气活动的首府，所谓神气是指一种精神状态，是指人体各种生命活动的现象，凡是知觉、感觉等对外界的反应都出于神气的表现。经脉的神气活动也要受脑的管辖。说明中医学认为经络与大脑也有密切关系。现代医学认为一切皮肤受刺激的感觉都必须经丘脑传递给大脑皮层而被感知，因而针刺穴位引发的经络感传这种知觉也应离不开大脑。从脊里电针感传现象中我们发现，有些感传现象具有双侧效应及没有运动的运动感，证明与脑干、丘脑内各核团及皮层受到电针作用有关。因为一切感知离不开中枢神经系统。因此经络感传与中枢神经系统会有密切关系。以上说明经络和神经有密不可分的关系，是神经功能的一部分。

4. **经络是中国古人最早发现的神经功能**　经络既然是神经功

能的一部分，说明是中国古人最早发现神经功能，在石器时代，古人就以石针刺激穴位治疗疾病。随着时代的进步，又相继改用铁、铜、银、钢针，穴位也离中枢神经越来越近，如华佗夹脊穴由原来背部（足太阳膀胱经）脏腑俞穴位的位置，距离正中一寸五分改用距离正中五分，便于深刺也较为安全，疗效也有进步。而且以经络学说为指导的艾灸、气功、推拿、按摩、刮痧等疗法也逐渐发展起来。这实际都是神经刺激疗法，都来源于经络学说。虽然名称不同，但都离不开正常的神经功能，但事实是一致的，这可能是由于时代不同，语言、文化不同而形成的名称不同。

第二节　经络与神经的不同点

经络虽然与神经有不可分离的关系，但确和神经有许多重要的不同点，概述如下：

（1）经络感传速度与神经传导的不同，给予神经一阈值刺激就可暴发神经冲动，呈不衰减性快速传导，符合“全或无”定律。而经络必须给予多个连续的阈下刺激，才能出现感传。这是由于针刺的局部反应须要经时间和空间的总和作用，使刺激电流强度不断的积累达到阈值强度才能暴发神经冲动，感传才能不断进行，如停止刺激感传则停止进行，而且只有刺中穴位才能出现。

（2）神经兴奋是沿神经纤维顺向传导，而经络感传是兴奋在邻近纤维间横向传递。许多时候感传方向是逆神经行走。

（3）经络是循经感传，感传轨迹与神经走行不同，且与内脏相关。

（4）与脊神经节段支配范围不一致。

（5）经络感传往往呈线带状感传。

（6）神经传导是沿神经纤维进行，有物质基础，而经络感传是上位中枢内兴奋传递引出的投射感觉。感传带下找不到任何使感传产生的物质。

上述这些不同特点说明经络虽与神经功能有密切关系，但它的信息传递方式又有别于神经，具有自己的特殊性。现代生理学也开始承认，细胞的兴奋可由两种方式引起，一种是给予一个阈值以上的刺激，就能暴发动作电位，另一种是给予多个阈下刺激，使局部反应发生总和，才可导致动作电位的暴发。其实这第二种方式就是经络方式，也是经络感传形成的重要条件。因此，以上述经络感传有别于神经的种种特点，也可以说明经络是中枢内有别于躯体神经和自主神经的另一个信息传递系统。

第三节　经络的归属与定位

经络既然有这么多特点，是否可以独立于神经系统而自成体系？我们认为这是不可能的！人体只能有一个司令部，因此经络独立于神经系统之外是不可能的。经络与神经系统有相同点，也有许多不同点。经络有自己的特殊性，与神经系统是既有分工又有协作和协调的系统。各有各的专业功能，比如感觉神经又有温觉、痛觉之分，运动神经又有自主运动和被动运动之别。经络既是神经的一部分，又有明确的专业。证明是它在神经系统中有别于其他神经的又一类别，即成为三大类别中独有的特殊功能的一类，那就是：

第一，躯体神经，负责躯体感觉和肢体运动。

第二，自主神经，包括交感神经和迷走神经，负责各种生理活动如心跳、呼吸、胃肠运动等。

第三，经络神经（简称经络），包括经脉和络脉，负责医疗、保健、防御等功能。

经络的特殊性是医疗作用，这是西方医学所没有的，针刺、艾灸、推拿、按摩等古老技术久用不衰，中华人民共和国成立后又发展了电针疗法、穴位注射、穴位埋线等，近几年发展的脊里电针、脊里药针、督脉电针、脊髓电针等类同技术在兴起，都是在经络学说的指导下新发展的医疗技术，其治疗原理均与神经系统有关，这项古老的学说与医疗技术，与现代医学知识相结合有利于发展和提高，并有无限的发展潜力，不但治疗常见病还要治疗大病和疑难病症，使这一古老技术在现代医疗技术基础上焕发青春。

第四节　经络中枢在哪里？

督脉的功能总的来说是总督诸阳，又可联系诸阴，这本身就说明了督脉就是经络的中枢。但又说大脑为元神之府，是人体一切神气活动的首府，经脉的神气活动要受脑的管辖。这就说明了大脑、脊髓也是经络的中枢系统。经我们的临床实践证实，电针刺激脊髓可以引出经络感传。有的文献记载，有些脊髓疾病可出现酷似经络的带状感觉障碍区。而且带脉出自脊髓。这些情况说明脊髓、大脑和神经系统一样，也是经络的中枢系统。可能经络感传形成主要在脊髓，脑干、丘脑的网状或核团也可参与复杂的感传现象，如双侧效应和四肢互不连接针感区等，而感知在皮层。

第五节　把经络定位于神经系统是贬低或消灭中医吗？

说经络与神经有密切关系或者说它本身就是神经系统的一部分，这不是否定经络的存在，而是以现代科学知识去认识它，探索它，找到经络感传产生的原因，目的正是以现代知识肯定它、发展它，而不是废弃它。以现代语言剖解它正是为了让更多的人了解它、理解它、应用它。经络学说是一个完整的理论体系，证明了古人的聪明和智慧，也是古今中外伟大的发现。如今说它就是神经系统的一部分，既不是人为地拔高它，更不是贬低它、消灭它，而是以事实为基础，让它得到它应有的位置。如果今天找到经络感传的原因，不但应该继续应用这一古老理论指导临床，并在应用和实践的基础上深入地全面探讨这一古老学说的内涵和机理，与现代医学的结合有利于其继续发展和提高。并能提高针灸经络学说的国际威望，有利于向全世界推广和发展。西方医学没有东方医学融合，也是个不完整的医学，有了针灸经络学及中医药融入世界医学，更能提高医疗理论水平，使医学成为完整的世界医学，并能对世界医学做出更大贡献。

第六节　经络中“气”的实质是什么？

有人把经络中“气”的特性与功能概括为4条，即：

（1）气与意识相连通。

（2）气与生命有直接的联系。

（3）气是各种各样信息的携带者和传输者。

（4）“其细无内，其大无外”表明它既可深入无限小，又可伸展到无限大，无处不存在。

这4条除其中第二条与“宗气积于胸中，出于喉咙，以贯心脉而行呼吸。”确实可以与空气相联系外，其余尤其在功能方面都难与空气相联系。中医在经络学说中的“气”大多数绝不是指空气的气。在中医学中气的应用很广泛，不同的地方可能有不同含意，如“刺之要，气至而有效”在这里又可理解为针感。但在大多数情况下，“气”是代表经络中脏器的功能，如经脉有经气，心肺功能有宗气，大脑有神气，经络有经气，特别是代表肾脏功能的元气，是五脏六腑之本，十二经脉之根，是推动人体生命活动的根本动力。因而“气”应该理解为是一种能量、功能和动力。现代医学认为生物电则是人体内重要的能量和动力，又与以上气的4条概括内容相符合。气与生物电两者又有诸多相同之处，现概述如下：

（1）气与生物电产生部位相同。

从穴位的功能可以看出，穴位具有输气的功能，是经络之气的来源，故称气穴。而现代医学认为刺激穴位可以使离子通道开放，使钠、钾等离子内外交流而产生电流致神经冲动。同是穴位，一曰可以输气，一曰可以生电，可见“气”与“电”同宗同源，可能是同一物质的两个名称。

（2）气与生物电均与意识相通连，最明显的就是气功，意守丹田或“气”在经络路线往返的循行，都是气与意识相通连的典型实例。人的意识都伴随生物电活动，气功的意守丹田、循行于经络也是生物电的活动。

（3）气与生命有直接的联系，比如“有气则生，无气则死”等说法，说明古人已认识到气的重要性，故在经络学说中被广泛应用。而生物电也是生命的泉源，没有生物电生命也就终止了。这一点两者又与之相同。

（4）气是各种各样信息的携带者和传播者。而生物电也是人体一切讯息的传送者。针刺产生的麻酸困胀的感觉，是通过生物电传送给大脑而被感知的，因此一切感觉及运动都离不开生物电的功能。经络感传的形成更与生物电流有关。

（5）经络感传的产生、形成、传递都离不开生物电功能，经络感传就是以生物电流为动力的。

（6）生物电也是“细无内，大无外”无处不在。

以上说明了经络中的“气”与生物电有许多共同之处，故经络学说中关于“气”的实质有可能是现代医学中的生物电。因古人当时的科学技术水平极低，既没有电的知识，更没有电的利用，只能把人体内的各种生理病理活动都归结为“气”，其实质是生物电活动，因此“气”的内涵是科学的。

第七节　五行的理论不科学吗？

中医学中金木水火土的理论，最让现代医学难以接受，但仔细想一想它只是代表五脏相生相克的关系，说明古人已经发现，某一脏器有病会影响另一脏器的功能，只是利用当时的文化做这一比喻，虽然不十分准确，但也反映了现实。现代医学不是也认为此脏器有病会影响其他脏器吗！如肝脏有病可影响肾脏，称为肝肾综合征。肝脏有病也会影响脾胃，心脏有病也影响肺脏、肝脏，如肺心病、心源性肝硬化等，不胜枚举。这只能说明中医经络学说是来自实践，其医学用语脱离不了当时的科学技术和文化水平的时代背景，有些医学用语现代人要从中理解它的含意或内涵，不能只从字面理解就加以否定。

第八节　为什么要开发督脉？意义何在？

1. **以电针刺激督脉可收特殊疗效**　临床实践已初步证明，一是起效迅速，如治疗慢性支气管炎，治疗当晚痰量即可减少80%以上，治疗急性肾衰2～3h内尿量达正常，治疗心衰起针即可平卧，治疗偏瘫起针肢体即可活动。这些令人难以置信出人意料的疗效都是千真万确的事实。二是显效率高，如治疗慢支与消炎、镇咳、祛痰、平喘四药联合服用做对照观察，药物组近控及显效只达16.33%，而脊里电针组近控显效达87.0%，相差非常悬殊。这些都是前所未有的疗效。

2. **由于督脉的功能复杂而又全面，可联系和影响全身的经脉**　可以治疗全身各部位疾病，上入脑可治疗头颈部疾病，下络肾，可治疗泌尿生殖系统疾病，中部贯脊可治疗胸腹部疾病，古人利用督脉穴位治疗病种达100余种。据各地报道，现代医学以督脉电针等方法，治疗病种只有20～30种，尚大有潜力可以发掘。尤其发掘出更多难治病种，如唤醒植物人、促醒昏迷，以及心、脑血管疾病和一些难治的神经系统疾病等病种都有希望获得更好的疗效。因此应该对此项疗法治疗内科疾病进行深入研究。

3. **由于电针刺激督脉方法简便，使用安全，无重要副作用，疗效迅速优异** 具有简、效、廉的优点。不但可治疗全身各部位疾病，还可达到一穴多效，只要达到气至病所，就可治疗经气所至的各部位各脏腑的疾病，就可收一穴多效、一针多效的奇异效果。而疗效既不逊于通过手术在硬膜外腔安装电子治疗仪，又无手术带来的各种副作用，更无药物治疗的毒性作用，且可减轻病人的经济负担，是真正的绿色疗法。

4. **这是一项具有中国特色的新的医疗技术** 针刺疗法及经络学说是祖先留给我们的宝贵财富，它的内涵蕴藏着丰富的科学道理，如何以现代医疗技术及现代语言诠释其内容，并借鉴现代医学技术与知识，整理、发掘督脉治疗的内在潜力，使之成为具有中国特色、疗效达到国际先进水平的一项医疗技术。这对弘扬祖国医学、提高针刺和电针疗法的国际威望，使中国医学走出国门都大有裨益。

小结

此文来自临床医疗实践，经络感传的原因已被人体实验所证实，理论上又有生理学局部电流学说的支持，经络感传的针刺手法又与经络普查中必须连续刺激的发现相偶合，也能解释经络感传现象的各种特点，组织结构又能在背索找到贴近纤维成串的贴近排列。说明上述对经络感传的论述是简单明了、具体、详尽，又是言之有理，论之有据的。并能经得起实践的再验证。因此也可能真的找到了经络感传的原因。但在经络研究方面自知不具权威性，只能是抛砖引玉，供经络专家、学者研究参考，或许能对经络原理最终解决有所裨益。本人学疏才浅，文中纰漏错误定不会少，诚望有关专家学者批评、指正、补充、修正，最终为能共同揭开经络之谜做出贡献。

第四篇　脊里针疗法

所谓脊里针疗法包括脊里电针（简称脊电针疗法）及脊里药针两个治疗方法。一个是以毫针针刺脊里通以电流，另一个是以空心针刺入脊里注入药物的治疗方法。

第一章 以经络学说为指导的疗法今昔与瞻望

第一节 什么是经络学说

经络学说是中医基础理论的重要组成部分，是专门研究人体经络系统的组成、循行分布及其生理功能、病理变化，并指导临床实践的中医学理论。其形成与发展，与针灸、推拿疗法的应用有着密切关系，该学说认为人体除了脏腑外，还有许多经络，分经脉和络脉，其中主要有十二经脉、奇经八脉、十五别络，以及从十二经脉分出的十二经别。每一经络又各与内在脏腑相联属，人体通过这些经络把内外各部的组织器官联系起来，构成一个整体。体外之邪可以循经络内传脏腑，脏腑病变亦可循经络反映到体表，不同经络的病变可引发不同的症状。当某经络发生病变出现病症时，选用体表该经络腧穴，以疏通经气，调节人体脏腑气血功能，从而达到治疗疾病的目的。针灸治病是通过针刺和艾灸等刺激体表经络腧穴，腧穴的选取、针灸方法的选用是针灸治疗的两大关键，均依靠经络学说的指导。针灸临床通常根据经脉循行和主治特点进行循经取穴，如《四总穴歌》所载“肚腹三里留，腰背委中求，头项寻列缺，面口合谷收”就是循经取穴的具体体现。由于经络、脏腑与皮部有密切联系，故经络、脏腑的疾患可以用皮肤针叩刺皮部或皮内埋针进行治疗，如胃脘痛可用皮肤针叩刺中脘、胃俞穴，也可在该穴皮内埋针，经络闭阻、气血瘀滞，可以刺其络脉出血进行治疗，如目赤肿痛刺太阳穴出血，软组织挫伤在其损伤局部刺络拔罐等。也可通过药物辨证归经使某药能减轻或消除这些病证，如足太阳膀胱经主表，为一身之藩篱，风寒之邪外侵，客于经络，可引发头颈痛、身痛、肢体关节酸楚等症，投用羌活（散风寒湿止痛）能消除或减轻这些症状，因为羌活归膀胱经。所以经络学说就是指导针灸治疗和药物辨证归经的理论基础。

第二节　经络的医疗功能

经络在医疗、预防疾病和保健方面具有的特殊功能，表现在以下3个方面：

1. **具有运行气血，协调阴阳的功能**　即在生理情况下，经络将气血输送到全身各部，“内溉脏腑，外濡腠理”保证全身营养所需和各种功能的正常运行。在病理情况下有活血化瘀的功能，可改善病变部位的微循环，以利修复病变组织；有协调阴阳的作用，则使人体内外、上下、左右、前后、脏腑、表里之间由于经络的联系得以保持相对的平衡。

2. **具有抗御病邪，反映症候的功能**　在疾病的情况下，经络有抗御病邪、反映症候的功能，这种营卫功能主要依靠孙络，因为孙络的分布最广，最先接触到病邪，特别是卫气就是通过孙络散布到全身，当病邪侵犯时，孙络和卫气发挥了重要的抗御作用。穴位是孙络分布的所在，也是卫气所停留和邪气所侵犯的部位，运用针灸等治法，激发了经络本身抗御病邪的功能，从而使有关病症好转。经络在全身有数百个穴位，都有它特有的治疗适应证，可以说针刺各个穴位百病皆治。而每条经络都有其本经特有的症候，如督脉的症候是角弓反张、脊柱强直、大人癫病、小儿风痫、痔疾等。且本经的症候，在本经针刺就可以得到治疗。

3. **传导感应，调整虚实** 针刺、艾灸等方法之所以能防病治病，是基于经络具有传导感应和调整虚实的功能。《黄帝内经》说“审于调气，明于经隧”就是说运用针灸等治法要讲究调气，要明了经络的通路。针刺中的得气现象和行气现象是经络传导感应功能的表现。经络在正常情况下能运行气血和协调阴阳，在疾病情况下则出现气血不合和阴阳偏胜的虚实症候，这时运用针灸等治法以调气治神、扶正祛邪则能恢复到正常的状态。经络调整虚实的功能是以它正常情况下的协调阴阳作用为基础，针灸的治法就是通过适当的穴位和运用适量的刺激方法，激发经络本身的功能，使能“泻其有余，补其不足，阴阳平复”。这些就是经络的重要功能，说明了经络神经在三大类神经中对人类是最重要的一类，对保障人类健康、衍生、繁殖起到重要作用。因此把经络神经定为第三大神经类别，不但有充分理由和依据，也是非常必要的。因为自从发现经络第 1d 起，就是以治疗、保健为主要目的，针灸的治疗作用从古至今久用不衰，世界医学也逐渐承认其治疗作用，尤其当今发展的电针疗法和电针督脉的特异治疗作用，解决了许多以往不能治疗的疑难病症。这是西方医学没有发现的另类神经功能和治疗方法，也是祖国医学对世界医学的伟大贡献，更是在医疗水平上超越西方的重要举措之一。

第三节　经络治疗方法的现代发展

古人在经络治疗方面的主要手段是针刺、艾灸、气功、按摩、推拿等方法。中华人民共和国成立后逐渐发展为穴位电针、神经干电针、穴位注射、穴位埋线以及经络治疗仪、穴位经皮治疗仪等物理疗法，疗效均有一定进步。此后在周围穴位针刺麻醉的基础上，发展为深刺督脉穴位称为督脉电针麻醉（第四军医大学）和脊中穴电针麻醉（上海国际和平妇幼健院），突破了以往督脉穴位针刺深度不得超过 8 分至 1 寸的禁忌，为安全用于临床治疗扫除了障碍和开辟了一条新的提高疗效的道路。1973 年起洛南县首先开创以脊里电针的名称（即以电针刺激脊髓的治疗方法）治疗慢性支气管炎，治疗人数达 1493 例，收到良好疗效，以后又相继用于其他内科疾病的治疗。此后国内陆续报道以类似方法治疗了多种内科及神经内科疾病，取得良好疗效。

第二章 脊里电针疗法

第一节 脊里电针治疗的必要准备

（1）G－6805 治疗仪或其他品牌电针治疗仪 1 台。

（2）一次用 2～3 寸 28 号消毒毫针若干支。

（3）棉签、碘伏及 75% 酒精若干。备消毒针刺局部皮肤用。

（4）紫外线消毒灯具或电子灭菌器 1 台。治前治疗室以紫外线或电子灭菌器进行室内消毒。

（5）术者戴消毒手套或以碘伏进行手指消毒。

（6）向病人解释清楚针刺的方法及部位，通电后的感觉，消除紧张心理。

（7）嘱病人如有任何不适感觉如头昏、恶心、冷汗等情况应及时告诉治疗医生。不可强行忍耐，不然可造成严重后果。

（8）告诫病人不要空腹治疗，当日上午治疗需进早餐，否则易发生晕针反应。

第二节 脊里电针的施术方法

1. **穴位的选择** 治疗上肢、头、颈、胸、背部疾病多取大椎、陶道等穴，故可取坐位，伏于案，直腰低头，以利进针。为使病人舒适，头下可垫一枕头，以能保持姿势的持久而不感劳累。瘫痪病人也可取侧卧位。如治疗腹、腰、下肢及泌尿生殖系统疾病多取脊中、命门、悬枢、腰阳关等穴位，选择穴位的基本原则是按患病部位脊神经的支配节段。多取侧卧屈曲体位。

针刺深度一般在4.5cm左右，消瘦者适当减浅，主要以手下感有穿过黄韧带的落空感为准。毫针进入适宜深度后即可接通电针仪，当通电后观察询问病人针感在什么部位，一般要求针感出现在患病部位，即要求使"气至病所"。如治疗气管炎等胸部疾病则要求针感出现在胸部，腹部疾患则要求针感到达腹部患病部位。作为回路电极的另一毫针，可以在主选穴外上下两棘突之间或在针刺部位附近刺入皮下即可。

2. **取穴** 皮肤部位以碘伏消毒。

3. **针感部位的调整** 此疗法要求针感必须到达患病部位，务使"气至病所"，首次通电达不到预期目的时，则应调整针刺方向，使之达到满意之针感。出现下列情况时，采用以下方法调整之。

（1）进针时病人突然在四肢或躯干某处出现触电样感觉，说明针尖已刺入脊髓，此时可将毫针退出少许。再予通电治疗。

（2）进针深度已达3.5cm以上，通电已达最大或很大强度，针感仍在针刺局部，说明针尖并未进入硬膜外腔，此时可将毫针退于皮下，纠正方向再刺。

（3）针刺已达预定之深度，但通电后针感仅在一侧上肢，不能达到胸部，说明针尖偏向一侧后根，此时可将毫针退于皮下，纠正针刺方向取正中位置，针感即可达胸部。

（4）如针刺通电后，针感出现在一侧下肢或足部，可逐渐增加电流强度针感可逐渐从下向上感传至腹、胸和上肢。如增加电流强度仍达不到上述要求时，可轻轻将毫针向前推进少许，再通以电流即可逐渐向上感传至胸部。

（5）如针刺通电后针感仅出现在两下肢，增加电流强度仍然不能感传至胸部时，也可将毫针向前推进少许，再通电针感便可到达胸部。

4. 电针仪的操作方法，一般按以下步骤操作

（1）首先检查电针仪的频率、强度调节旋钮工作是否正常，并务必把强度调节旋钮调节到零位。

（2）然后把输出电极连接在输入电极的针柄上，把回路电极连接在另一毫针的针柄上。

（3）打开电源开关前，再次检查电流强度旋钮是否在零位，然后打开电源开关，选择适当的波形频率和节律。

（4）缓慢增加电流强度，直至病人出现酸、麻、困、胀等针感，并以患病部位出现针感为满意。电流频率 5000 次/min，强度 3 ~ 20mA 不等，主要以病人能耐受为度。

（5）通电时间、间隔时间及疗程：每次治疗 30min，隔日 1 次，10 次为 1 个疗程。

（6）治疗结束先将电流强度旋钮调到零位，然后关掉电源。取下导线起针，治疗结束。

（7）电针参数：我们通常使用 G－6805 治疗仪，选用连续脉冲波，频率 5000 次/min。据 60 次的治疗统计，平均电流强度为 3.5mA，范围 1.5 ~ 17.8mA 之间，如无毫安表测量，则电流强度旋钮一般在 1.5 挡和第 3 挡之间。

第三节　操作中的注意事项

（1）严密消毒防止感染。

（2）进针前选择针体直无弯曲的毫针，并及时淘汰弯针，以防止折针。而且在进针前务必检查针尖是否有钩，可以以酒精棉球擦拭，有钩者可带出棉絮丝。并应淘汰之。

（3）进针点必须选择两棘突间和左右间的正中点。针刺角度必须适宜，否则不易进针。

（4）遇有骨质可将针抽回于皮下，调正方向再刺，不可也不必将针拔出皮外再重新针刺，使病人遭受不必要的再次针刺痛苦。

（5）切不可为得到满意的针感而频繁调针，防止毫针误入脊髓或毫针刺入过多损伤血管招致不良并发症。

（6）毫针进入皮肤后可捻针进针，但当毫针进入黄韧带后，禁止捻针，防止毫针一旦误入脊髓捻针造成脊髓神经损伤。

（7）必须缓慢增加电流强度，突然加大往往使病人不能耐受，但在治疗过程中，由于病人的逐渐适应而针感渐弱，此时需再慢慢调整电流强度。

（8）治疗结束后务必将治疗仪电流强度旋钮恢复原位，在接通电源前也务必再次查看强度旋钮是否在零位，防止因前一病人治疗电流强度较大，而下一个病人因电流强度过大，刺激感强烈而出现惊叫或不应有的副作用。

（9）进针和治疗期间应精神集中，严肃认真，治疗室内不得高声谈笑，对病人态度应和霭可亲。

（10）治疗中应密切观察病人情况，经常询问患者有何不适，如有头昏、恶心等晕电针情况及时停止治疗，嘱患者卧床休息，片刻即可自愈。

（11）操作中必须熟悉脊柱和脊髓的解剖和生理，熟练针刺技术，不可针刺过深伤及脊髓。

第四节　脊里电针的副作用及其防治方法

此疗法在进针过深或电量过大的情况下，可以发生某些副作用，据统计 11707 次治疗发生副作用 204 次，占 1.7%，主要副作用有以下几种：

1. **针感部位疼痛**　共发生 77 例次，占 0.69%，疼痛性质包括灼疼、困疼等，多在治后数小时内发生，2 ~ 3d 内自愈，其原因可能是针刺过深损伤神经根或脊髓神经，由于电解作用或电灼伤引起的中枢性神经痛，局部以利多卡因封闭治疗，疼痛可以缓解。

2. **晕针** 共发生55例次，占0.47%，多在通电后立即发生，少数也可在治疗过程中发生，其表现是头昏、恶心、冷汗、面色苍白、脉搏细弱，停止治疗休息片刻即可自愈。据我们观察，空腹治疗时容易晕针，而在进食后就诊治疗者则较少发生，其原因尚不清楚。

3. **头疼头昏** 共发生37例次，占0.32%，多不剧烈，也未影响正常工作，在3d内不治疗可自愈，其原因可能是电针刺激硬膜，局部有一过性炎症，招致反射性头痛或血管性头痛，也有人认为可能针刺穿过硬膜致使脑积液外渗与脑压降低有关。

4. **视力模糊** 共发生10例，占0.09%，多在治疗后立即发生，数小时内即可自愈，原因不明，我们曾检查瞳孔是否有散大，但并无特殊发现。

5. **情绪急躁、失眠** 共发生7例，占0.06%，多在治后当晚情绪急躁不能入睡，有的可彻夜不眠，第二夜即可好转，个别也有在治疗过程中即有烦躁感。

6. **肢体麻木感** 共发生4例占0.34%，其中3例均在数日内自然消失，1例虽经针刺疗法，肌注维生素 B_1 和维生素 B_{12} 等治疗，1年后足底仍有麻木感。2年后才消失。

第三章　脊里电针的适应证、治疗机制及评价

第一节　慢性支气管炎

慢性支气管炎是一种常见病和多发病，主要症状是咳嗽吐痰，多见于老年人，一年四季均可发病，但以冬季为多。多因受凉、感冒或吸入刺激气体诱发急性发作。并可因反复发作迁延不愈，致使病情加重，最后形成肺气肿，进而发展成肺心病而危及生命。

病因病理

慢性支气管炎是多种因素引起的一种慢性呼吸道疾病，在不同地区、不同职业、不同年龄和不同体质的人，发生支气管炎的原因也不尽相同。慢性支气管炎的多种致病因素包括：

（1）理化刺激因素如寒冷、吸烟、烟尘、有害气体等。

（2）感染因素：各种细菌感染如奈氏球菌、肺炎双球菌、甲型链球菌、乙型链球菌、丙型链球菌、白色葡萄球菌、流感嗜血杆菌、溶血性嗜血杆菌等。

（3）过敏因素：慢性支气管炎发病往往与过敏因素有关。IgG参与第Ⅰ型速发变态反应；IgG、lgM参与Ⅱ型和Ⅲ变态反应。第Ⅳ型变态反应为迟发型或细胞免疫型变态反应。四种类型的变态反应在慢性支气管炎发病中均有不同程度的参与。

（4）自主神经功能紊乱：呼吸道从气管到小支气管的平滑肌、

腺体和血管的功能由自主神经调节，慢性支气管炎病人的病理生理改变如腺体肥大增生、黏液分泌增多、支气管平滑肌收缩、肺血管通透性增加、纤毛运动减弱等都是副交感神经亢进的表现。用抗胆碱药物如洋金花、阿托品等药物治疗有效，也证明了这一点。

总之，慢性支气管炎发病是多种致病因素作用于机体的结果。

临床表现

慢性支气管炎发病缓慢，病程较长，早期仅有轻微咳嗽、吐痰，一般都不留意，在寒冷季节或气温骤变时，反复急性发作。病情加重和迁延不愈时，或咳嗽频繁，影响睡眠，痰量增多，每昼夜可达数十至数百毫升。在伴有气短、喘息时，才始予重视。此时大多已因杯状细胞增生、气道狭窄、分泌物阻滞可逐渐使肺泡壁损伤，肺泡扩大，最后形成阻塞性肺气肿。

肺气肿时整个肺脏过度膨胀，肺脏回缩能力减少甚至丧失，使膈肌下降，膈肌运动明显缩小。胸廓呈桶状，使呼吸变浅，轻者仅在体力活动时气短，重者休息时也有气短。

治疗

脊里电针治疗

（1）选穴：大椎、陶道、二椎下，3 穴交替使用。

（2）取坐位：伏案直背低头体位，这样下颈段及上胸段棘突拉开易于进针。为使患者舒适并长时间保持此体位而不感疲劳，头下可垫一枕头。

（3）电针参数：使用 G－6805 治疗仪，频率 5000 次/min，电流强度以病人能耐受为度。

（4）针感要求：要求针感必须达到胸部，以两侧胸部有针感疗效最好，单侧胸有针感次之，仅上肢有针感疗效最差。

疗效观察

（1）以脊里电针治疗慢性支气管炎 1493 例，其中近控 793 例，占 53.1%，显效 306 例，占 20.50%，好转 50 例，占 3.35%，无效 73 例，占 4.89%。

（2）治疗前后痰量及咳嗽声数的变化：我们在80例住院患者中，以三班轮流守护病人，观察痰量和记录每个病人的咳嗽声数，做治疗前后的痰量及咳嗽声数的自身对照，治前24h每人平均痰量为83.5ml，第1次治疗后下降为34ml，下降率为59.28%。10次治疗后下降为9.9ml/24h，下降率为88.15%。治前每人24h平均咳声为568声，治疗5次后平均24h咳140声，下降率为75.35%，治疗10次后下降为24h平均84声，下降率为85.21%。说明第1次治疗后，痰量及咳嗽声数即均有非常显著的好转，10次治疗后平均痰量及咳嗽减少近90%。

（3）药物对照观察：我们以确诊慢性支气管炎患者随机分为2组：即药物治疗组和脊里电针组，每组各100例。药物组以复方磺胺甲噁唑（复方新诺明）0.8g，1d 2次（42例）或四环素0.5g，1d 4次（18例），加用喷托维林（咳必清）1片，1d 3次，氯化铵0.6g，1d 3次，氨茶碱0.1g，1d 3次共服10d，结果药物治疗组的100例中坚持满1个疗程者60例，其中近控2例占3.33%，显效8例占13.33%，好转28例占46.67%，无效22例占36.67%。脊里电针组全部100例坚持满1个疗程，其中近控60例占60.00%，显效27例占27.0%，好转10例占10.0%，无效3例占3.0%（$\chi^2=44.2$，$P<0.01$），可见脊里电针组疗效明显好于药物组。

（4）疗效与针感部位的关系：以首次治疗疗效统计，以针感仅达一侧上肢与针感传至半侧胸部（包括半侧身及胸部和一侧上肢及胸）观察其疗效有何不同。见表1。

表1　疗效与针感的关系

针感部位	例数	显效		好转		无效		T值
		例数	%	例数	%	例数	%	
一侧上肢	101	8	7.92	40	39.6	53	52.48	$T=2.08$
半侧身兼半胸	112	18	16.07	51	45.54	43	38.39	$P<0.05$
一侧上肢兼胸	157	19	12.0	98	62.42	40	25.48	$T=0.053$
两侧胸部	28	5	17.86	16	57.14	7	25.0	$P>0.05$

由上表可见针感达胸部的疗效均优于针感仅在一侧上肢的。而各种方式的针感及感传凡达胸部者，疗效则无明显不同。

（5）治疗前后肺功能的变化。

表2　治疗前后肺功能状况

	FVC $X \pm SD$	FEV_1 $X \pm SD$	MMEF $X \pm SD$
治前	2377ml ±73. 69ml	1281. 33ml ±59. 19ml	0. 771 ±0. 0257
治后	2687ml ±107. 95ml	1663. 33ml ±60. 78ml	1. 01 ±0. 165
T	2. 128	5. 14	3. 04
P	<0. 05	<0. 01	<0. 01

上表说明在咳嗽、吐痰等临床症状明显好转的同时，肺功能也有明显好转。

（6）远期疗效观察：在治疗的1013例中，我们随访了治疗一年后的共613例，其中符合治愈标准的139例占22. 68%，疗效巩固的66例占10. 77%，疗效不巩固的408例占66. 56%。

病例列举

患者王某，男，56岁。患慢性支气管炎10余年，开始每于冬季受凉咳嗽、吐痰，近2年来常年咳嗽，痰量增多。经脊电针治疗后再未咳嗽，也没痰了。随访6年，除感冒时咳嗽，7~10d即可治愈，慢性支气管炎再未复发，右下肢疼也未复发。我们也正是在此病例的启发下，才开始以此电针疗法试用于治疗慢性支气管炎的。

第二节　慢性肺源性心脏病

慢性肺源性心脏病（简称肺心病）是由肺部、胸部或肺血管等疾病引起的肺动脉高压所致的心脏病。按病程发展的急缓可分为急性和慢性两大类，但慢性远较急性为多见。本文主要介绍慢性肺心病的治疗。

病因病理

慢性肺心病的病因主要由呼吸道或肺泡疾患发展而来，90%可因慢性支气管炎、阻塞性肺气肿逐渐发展为肺心病。其他如支气管哮喘、肺结核、肺脓肿、尘肺、肺纤维化等也可能导致肺心病。其次为胸廓的畸形、广泛性肺小动脉栓塞等疾病，也可最终导致肺心病。

上述疾病易发生肺心病的原因主要是由于反复发作的炎症，波及附近的肺动脉的炎症，造成管壁增厚，管腔狭窄，肺血管阻力增加，使动脉压力升高。而且在阻塞性肺气肿时，肺泡破裂融合，肺血管减少，加之肺泡内压力升高，压迫肺泡壁小血管，促使肺动脉压力升高，长期肺动脉压力升高势必引起右心室肥厚、扩大，最后导致右心衰竭。

临床表现

本病发展缓慢，早期呼吸和循环功能尚能代偿，发展到失代偿时则出现呼吸衰竭和心力衰竭。在功能代偿时，患者多有慢性咳嗽、咳痰或喘息，体格检查时，大多有肺气肿体征。听诊可闻及干或湿性啰音，心尖区心音低而遥远，肺动脉瓣第二音亢进，上腹部剑突下可见比较显著的心脏搏动。并在口唇及末稍多见轻度发绀表现。如发展为失代偿期则可出现缺氧及二氧化碳潴留的症状，以及右心衰竭的症状。如心悸、气急、明显发绀、颈静脉怒张、肝大、下肢浮肿等。

X线检查

除有慢性支气管炎的X线表现如紊理增粗、紊乱，和透光度增强、膈肌下降等表现外，可见肺动脉突出，右肺下动脉干增宽达1.5cm以上。心脏多呈垂直位，右心室扩大。

心电图检查

肺气肿的心电图表现为低电压，顺钟向转位；发生肺心病时心电图可表现为右心室肥大或右心房肥大（P波高尖，称为肺型P波）。

心电图诊断标准，1977 年全国第二次肺心病专业会议制定的慢性肺心病心电图诊断标准如下：

1）主要条件

（1）额面平均电轴≥90°。

（2）V_1R/S≥1。

（3）重度顺钟向转位（V_5R/S≤1）。

（4）$R_{V1}+S_{V5}$≥1.05mV。

（5）aVR 、R/S 或 R/Q≥1。

（6）$V_1 \sim V_3$ 呈现 QS、Qr、qr（需除外心肌梗死）。

（7）肺型 P 波，P 电压≥0.22mV，或电压≥0.2mV 呈尖峰型，结合 P 电轴 > +80°或当低电压时 P 电压 > 1/2R，呈尖峰型，结合电轴 > +80°。

2）次要条件

（1）肢导联低电压。

（2）右束支传导阻滞（不完全性或完全性）。

具有 1 条主要条件即可诊断。2 条次要条件的为可疑肺心病的心电图表现。

治疗

脊里电针治疗　体位、选穴、进针手法、电针参数及针感要求均与治疗慢性支气管炎相同。

疗效观察

本院观察了符合心电图诊断标准的 134 例慢性肺心病，经 10 次脊电针治疗的疗效观察如下：

1. **临床疗效**　134 例中，临床症状达显效者 76 例占 56.72%，好转 50 例占 37.31%，无效 8 例占 5.97%。其特点为起效迅速，除临床症状可迅速缓解外，食欲、体力均可见明显增强。

2. **肺功能观察**　治后肺功能可见明显好转，尤其是 FEV_1 增值超过 35% 以上者占 46.1%，而平喘药特布他林（喘康速）FEV_1 增值 > 30% 者仅占 32%，可见脊电针的疗效是某些药物所不能及的。

3. **心电图观察** 以本法治疗肺心病符合全国心电图诊断标准的，治后134例中心电图恢复正常者52例，占38.81%，显著改善者16例，占11.94%，改善者26例，占19.4%，无效者40例，占29.85%。其中P波电压大于0.2mV者93例，治疗后P波电压恢复到0.2mV以下者57例占61.29%。$RV_1+SV_5\geqslant 1.05mV$，治前36例，治后恢复正常者22例，占61.11%。治前有窦性心动过速者34例，治后恢复正常者23例，占67.65%。其特点是无论从恢复速度和恢复率均优于药物常规治疗。

附：慢性肺心病合并呼吸衰竭的脊里电针治疗

呼吸衰竭是呼吸功能被严重损害，导致缺氧和二氧化碳潴留，引起的一系列生理功能和代谢紊乱的临床综合征。通常根据血气分析定义，指在海平面呼吸室内空气的情况下，$PaO_2<60mmHg$或$PaCO_2>50mmHg$时，即可诊断呼吸衰竭。是肺心病发展的重要并发症。

以本法治疗慢性呼衰28例，除咳、痰、喘等临床症状可明显好转外，血气分析可见氧分压明显上升，二氧化碳分压明显下降，治前氧分压平均为(60.78 ± 12.54)mmHg，治后上升为(88.0 ± 11.65)mmHg，平均上升7.89mmHg($T=3.16$，$P<0.01$)；二氧化碳分压由治前平均(64.56 ± 17.18)mmHg，治后下降为平均(58.47 + 12.49)mmHg，平均下降7.87mmHg(T = 3.08，$P<0.01$)。以扶突穴电刺激膈神经为对照组，治前氧分压平均(63.72 ± 9.8)mmHg，治后升为(67.18 ± 12.74)mmHg，平均上升3.64mmHg(T = 2.54，$P<0.05$)；二氧化碳分压由治前(65.6 ± 10.16)mmHg，下降为(58.98 + 13.07)mmHg，平均下降为6.66mmHg。($T=2.36$，$P<0.05$)两组相比较以脊里电针组疗效较好。

第三节 脑血管意外性偏瘫及癔症性瘫

偏瘫是一组症状，有器质和癔症性之别，器质性是由脑血管意外形成的后遗症，可分为出血性和缺血性两大类，前者包括脑出血，后者包括脑动脉血栓形成和脑栓塞。脑血栓形成最多见，其次为脑出血和脑栓塞。所致的偏瘫后遗症俗称半身不遂。

病因病理

器质性最常见和最主要的原因为高血压和动脉硬化，脑出血大多发生在血压波动的阶段。当血压骤然上升至病变动脉管壁不能耐受的程度时，动脉壁破裂，血液进入脑实质内造成脑功能损害。包括脑组织血肿压迫、推移、脑水肿等。由血栓形成则因缺血对脑组织的破坏，或缺血导致脑组织坏死等改变。

临床表现

其主要症状是一侧肢体失去自主运动功能，偏瘫侧肢体肌张力由弛缓性瘫逐渐转为痉挛性，腱反射比健侧亢进，锥体束征阳性，偏瘫侧感觉减退。

癔症性瘫以年青女性为多见，常因生气、惊吓等精神因素所致。多突然发生。癔症性瘫可表现为单瘫、偏瘫、截瘫、三肢瘫或四肢瘫。以截瘫为最常见，四肢性瘫则较少见。瘫痪可为轻度或完全性，可为弛缓性也可为痉挛性，以弛缓性为最多。

癔病性瘫主要诊断依据：①瘫痪的发生有明显精神因素。②瘫痪的性质既非上运动神经元也非下运动神经元；瘫痪肢体腱反射正常或增强，肌张力正常，无锥体束征。③感觉的丧失与解剖生理特点不相符合。④病者的暗示性强，症状可因暗示而减轻或加重。⑤既往可能有类似的病象。⑥病者多为年青女性，病人表现的癔症性（高度情感性，且情绪不稳定性，暗示及自我暗示性较突出、好表现自己等）。

本病诊断并不困难。但暗示治疗不当，症状可能固定下来，而长期肢体不能动弹，或卧床不起而不会行走。

肌力分级：

0 级：肌肉无任何收缩现象（全麻痹）。

1 级：肌肉略有收缩现象或触之有收缩感，但不引起动作（接近全麻痹）。

2 级：在不需要克服地心引力下能轻微动作如下肢在床上平行移动（重度麻痹）。

3 级：可以对抗地心引力而动作，但不能承受任何反作用力（中度麻痹）。

4 级：可以对抗地心引力并承受一定反作用（轻度麻痹）。

5 级：肌力正常。

治疗

脊里电针治疗

（1）选穴：上肢瘫痪可取大椎、陶道、二椎下，下肢瘫痪可取脊中、命门、悬枢、腰阳关等穴。

（2）体位：侧位屈曲体位。

（3）进针手法：进针时注意针尖稍偏向患侧。

（4）针感要求：针感要求到达患肢。

疗效观察

以本法治疗偏瘫 36 例，癔症性瘫 5 例，共计 41 例，其中治愈 23 例占 56. 1%，显效 13 例占 31. 71%，好转 5 例占 12. 2%。此法治瘫的特点是，起效迅速，通电 5min 即可起效，有的使软瘫的上肢立刻可以上举，但针后完全恢复尚需一定过程。据统计，在第 1 次治疗后肢体肌力均有不同程度恢复者共 22 例，其中肌力提高一级者 8 例，提高二级者 8 例，提高三级者 6 例。

病例列举

病例 1：张某，51 岁，洛南城关农民。于 1973 年 2 月晨起突感头昏随即软瘫于床，急送医院救治，入院诊断为脑血管意外合并右侧偏瘫，7d 后开始第 1 次脊里电针治疗，第 1 次由大椎穴进针，通电后患者感右上肢出现酸麻感觉，治疗 30min 结束，起针后嘱病人是否可抬起右上肢，病人当即右上肢高高举起，当时医生与同病房病人均感到惊奇！但 10min 后又渐感无力至 20min 后又恢复原来的软瘫状态。隔日第 2 次进行治疗，一针自大椎穴进针，另一针自腰阳关进针，当通电后先在右上肢有抽麻感，5min 后嘱患者抬起右上肢，患者立即将右上肢高高举起，此后调换电极，阳极置腰阳关，5min 后嘱患者抬起右下肢，结果患者抬起右下肢，治疗 30min 后结束，但治疗后 20min 患者又恢复原状，但自第 3 次治疗后患者肢体支撑力逐渐增强。4 次治疗后可扶杖下床活动，10 次治疗后完全恢复正常活动。

病例 2：杨某，女，29 岁，小学教师。10d 前因生气后患者四肢呈软瘫状态，意识清晰，曾以针灸及静脉注射葡萄糖酸钙等暗示疗法均无效，家属要求进行脊里电针治疗，仍采取由大椎及腰阳关穴进针，然后置换阴阳电极的方法，电针通电后左上肢有抽麻感，嘱举起手来，患者立即将手高高举起，当置换阳极于下肢，通电后左下肢出现麻木感时左下肢即刻可以抬起，然后将针尖调整向右倒偏斜，当通电后右上下肢均在出现针感后肢体立即恢复活动，治疗结束后病人立刻可以下床活动，在场家属及同病室病人无不称奇！

第四节　坐骨神经痛

坐骨神经痛是一种症状，而不是一种疾病，是指沿坐骨神经走向产生疼痛或放射性疼痛，可由多种原因引起，如坐骨神经炎称为原发性坐骨神经痛，椎间盘突出症等所引起的则为继发性坐骨神经痛。

病因病理

坐骨神经是全身最大的神经，由腰4～5脊神经根和1～3骶神经根组成，经梨状肌下孔出骨盆，在臀大肌深面、股方肌浅面，经坐骨结节与股骨大转子之间至大腿外面下降至腘窝，再分为胫神经支与腓神经支，支配大腿后肌群及小腿前外侧的伸肌群和足背皮肤感觉椎管内压迫性病变是引起坐骨神经痛最常见的原因，是为继发性坐骨神经痛，如椎间盘髓纤维环破裂髓核脱出、马尾神经鞘瘤、终丝的肿瘤、腰椎的肿瘤、骨髓瘤、蛛网膜炎等均可引起坐骨神经痛；骨盆内病变如直肠、前列腺、子宫、膀胱等的疾病也可引起坐骨神经痛。某些毒物中毒或其他原因引起的间质性神经炎则是原发性坐骨神经痛。

临床表现

坐骨神经痛的特征是疼痛沿坐骨神经一段或全部分布，或与某一节段的神经根分布相一致。一般为腰部剧烈疼痛，并向大腿或小腿放射，大腿后面疼痛，有时疼痛由腘窝向踝部放射。患者常不能低头、弯腰、抬腿或坐转体活动。有时可见疼痛区域肌肉萎缩。

诊断

诊断要点：

（1）沿坐骨神经区有放射性疼痛及固定压痛点。

（2）直腿抬高试验为阳性，直腿坐起试验阳性，屈颈试验阳性。

（3）在坐骨神经支配范围内有不同程度的运动、感觉和自主神经功能障碍。

（4）应用腰椎、骶髂关节拍片、CT检查、碘油造影等寻找发病病因。

治疗

脊里电针治疗

（1）选穴：腰阳关、悬枢、命门等穴。

（2）进针手法：针尖偏向患肢侧。

（3）针感要求：针感必须到达患肢。

疗效观察

以本法治疗坐骨神经痛共16例，其中显效13例占81.25%，好转3例占18.75%，有效率为100%。

病例列举

病例1：李某，男，35岁，干部。因着凉后右下肢疼痛，放射至足跟，虽勉强可下床行走，但需拄拐，因剧痛不敢翻身，严重影响睡眠。查体：抬腿实验明显阳性，坐骨神经有压痛。诊断为坐骨神经痛。服药及针灸治疗疗效不佳。我科给予脊里电针疗法，当晚即可安稳入睡，疼痛明显减轻，第二次来诊即可不拄拐杖，5次治疗后症状完全消失。

病例2：王某，男，52岁，农民。患者自述腰疼已5~6年，伴右下肢疼并放射至右下肢外侧疼，行动不便，不能久坐，并有遗精，故自觉体质虚弱，不能参加劳动已多年。检查发现，右下肢直腿抬高实验明显阳性，坐骨神经有压痛，腰椎正侧位片显示，第5腰椎滑脱。经3次治疗后腰疼治愈了。

第五节　胃及十二指肠溃疡

胃及十二指肠溃疡也统称消化性溃疡，是指仅见于胃肠道与胃液接触的部位的慢性溃疡，本病可见于任何年龄，但多数在20~50岁之间，60岁以上少见。

病因病理

过去认为其形成与发展均与胃液中的胃酸和胃蛋白酶的消化作用有关，现代研究认为其发生与幽门螺杆菌感染有关。主要病变为胃及十二指肠黏膜部损伤而形成溃疡。

临床表现

1）上腹部疼痛　上腹部疼痛是胃及十二指肠溃疡的主要症状。

其疼痛具有特征性：

（1）疼痛有规律性，大多数发生在进食之后 1～3h，可持 1～2h 或更长，有的可持续到下次进餐时才因进食而疼痛缓解。

（2）多为慢性疼痛，有的病史可达数年或数 10 年。

（3）疼痛的性质为钝痛、灼痛、锥痛或剧痛，在无并发症的病例，则痛时进食或服抗酸药均可以暂时缓解疼痛。

2）嗳气和反酸　是本病常见的症状，提示胃酸过多。

3）恶心呕吐　在单纯的消化性溃疡患者，恶心呕吐并不多见，但在疼痛剧烈、伴有幽门痉挛或并发幽门梗阻则常有恶心呕吐。

治疗

脊里电针治疗

（1）选穴：大椎、陶道、二椎下、脊中均可。

（2）体位：伏案坐位。

（3）针感要求：可自下肢向上感传至上腹部。

（4）电流强度：有明显针感并能耐受为度。

疗效观察

以此法治疗胃及十二指肠溃疡病所致的胃疼共 17 例，其中显效 13 例，占 76.47%；好转 3 例，占 17.64%。无效 1 例占 5.88%，其疗效特点是针感至上腹部疼痛立即消失，连续治疗 5 次后食量增加，作酸等症状明显好转。

病例列举

病例：张某，男，21 岁，农民。因患肺结核住院治疗，但每于饭后上腹疼痛并伴有反酸、胃灼热等症状，经消化道钡餐透视诊断为胃溃疡，脊里电针治疗时，当针感由右下肢向上感传至右上腹部时右侧胃疼立即消失，但左侧尚有微痛，治疗 10min 后把针尖向左侧调整，当针感由左下肢向上感传到左上腹部时，疼痛全部消失，治疗 5 次后上腹疼痛及反酸等症状全部消失。但可惜未做 X 线视透复查。

第六节 风湿性心脏病合并充血性心力衰竭

风湿性心脏病是指多由风湿病遗留下的心脏病变，心脏各瓣膜病变为显著，以二尖瓣狭窄或闭锁不全为常见。即风湿性心瓣膜病或简称风湿性心脏病。

病因病理

风湿性心脏病由于瓣膜狭窄或闭锁不全使心肌收缩时遇到的阻力增大，负荷过重，长期心脏负荷过重心肌过劳而不胜负担时便可发生充血性心力衰竭。尤其在下列诱发因素下，常可使心脏负荷进一步增加而出现心力衰竭。

（1）急性感染，特别是呼吸道感染和风湿热。

（2）过度的体力活动或情绪激动。

（3）心律失常，尤其快速心律失常如心房纤颤和心动过速等。

（4）妊娠和分娩。

（5）严重贫血。

（6）静脉输液或输液过多过快。

临床表现

1）呼吸困难　劳动，甚至休息时也发生，由于心力衰竭时肺静脉瘀血，随瘀血的加重逐步出现呼吸困难，其表现形式是，由于心肌病损和长期负荷过重，心肌收缩力减弱，在早期主要症状有：

（1）劳累后呼吸困难，开始多在剧烈活动时或劳动后出现。起初轻体力活动，心脏可通过加快心率、心肌肥厚和心脏扩大等进行代偿，调整排血量，尚能满足身体休息和活动时的需要，这个节段为心功能代偿期，临床上不出现症状。后期心功能进一步减退，上述代偿措施已不能维持足够的心排血量，因而出现静脉回流受阻、体内水分潴留、脏器瘀血等引起的症状时，在临床上称为充血性心力衰竭。

（2）端坐呼吸，平卧时呼吸极度困难，患者必须高枕、半卧或坐起。

（3）阵发性夜间呼吸困难。多在夜间熟睡后发作，患者因胸闷、气急而突然惊醒，必须立即坐起。咳嗽频繁并可伴哮鸣性呼吸音（心源性哮喘）。

2）心慌　患者自觉心脏跳动伴脉搏增快。

3）咳嗽与咯血　咳嗽常与呼吸困难同时发生。肺瘀血严重时，由于小血管破裂而可有咯血。

4）发绀　多见于急性肺水肿或有肺部并发症者。

治疗

脊里电针治疗

（1）选穴：大椎、陶道、二椎下。

（2）体位：伏案坐位。

（3）针感要求：针感须达左侧胸部。

（4）电流强度：针感明显并能耐受。

疗效观察

共治疗 5 例，显效 3 例，好转 1 例，无效 1 例。

病例列举

患者刘某，女，38 岁，农民。患者因患风湿性心脏病、二尖狭窄及闭锁不全、充血性心力衰竭住院治疗，患者频繁咳嗽、气喘不能平卧，曾口服地高辛（地戈辛）、氨茶碱等并肌内注射青霉素等治疗月余无效，无奈内科医师请我们予以协助治疗，治前患者呈半坐住，体位稍微放平即咳嗽不止并加重呼吸困难。心尖区可闻及 4 级收缩期及隆隆样舒张期杂音，心律齐，心率 120 次/min，两肺满布湿啰音，治疗前由内科主任医师亲自检查甲襞微循环，见管袢短小，充盈不良，检查后即行脊电针治疗，30min 后起针，患者立即可以平卧，咳嗽气喘基本消失，两肺啰音明显减少，立即复查甲襞微循环，见管袢明显变粗变长，管袢数量增加，说明本疗法有显著改善心功能和微循环的作用。

第七节　急性肾小球肾炎及急性肾衰竭

急性肾小球肾炎简称急性肾炎，是一种由感染后变态反应引起的肾脏弥漫性肾小球损害为主的疾病。临床上以浮肿、高血压、血尿和蛋白尿为主要表现。本病在小儿和青少年中发病较多，偶尔也见于老年人。急性肾衰竭是由各种原因造成的急性肾实质性损害，在临床出现少尿或无尿和尿毒症的表现。

病因病理

本病的病因尚未完全明了。一般认为与感染尤以溶血性链球菌感染有密切关系。急性肾衰竭则多由于肾脏严重缺血、缺氧以急性循环衰竭为主影响肾脏血供所致。

临床表现

急性肾炎在病前 2～3 周常有上呼吸道炎症如咽峡炎、扁桃体炎，或皮肤感染如丹毒、脓皮病等链球菌感染史，然后突然起病，也有感染后数天即发病者。起病时症状不尽一致，以面部及全身浮肿、血尿、高血压为最常见症状。病情轻重不一，部分轻症病例临床上可毫无症状，尿中仅有少量蛋白、红细胞等，肾功能可完全正常。约有 3.5% 病例可以表现为尿闭以致发生尿毒症，是为重型急性肾炎。急性肾衰竭在临床上以少尿、无尿和代谢紊乱为主。

治疗

脊里电针治疗

（1）选穴：脊中、命门。

（2）体位。侧卧屈曲体位。

（3）针感要求：下肢至腹背部。

疗效观察

共治疗急性肾小球肾炎 5 例和出血热并发急性肾衰竭 3 例，均收到良好疗效。

病例列举

病例 1：张某，女，21 岁，农民。因患急性肾炎住院治疗，但疗效欠佳，日尿量仅在 150ml，给予脊里电针治疗，穴位选择命门，针感由下肢上升到腹背部，通电 30min 后治疗结束，1h 后一次尿量为 300ml，此后又经 5 次治疗，浮肿及症状消失痊愈出院。

病例 2：谢某，男，51 岁，干部。因患出血热住院治疗，3d 来尿量明显减少，日量仅 200ml 左右，为解决其少尿问题，给予脊里电针治疗。治前导尿排空膀胱，并置留导尿管，然后进行脊里电针治疗。分别在电针治疗后 30min、1h 和 2h 进行导尿计量，结果在 30min 导出尿液 50ml，1h 导出尿液 150ml，2h 导出尿液 100ml，2 个小时共导出尿液 300ml。此后虽未再进行脊里电针治疗，但每日尿量增加到 1000～2500ml，病情日渐好转，痊愈出院。

第八节　脊里电针治疗机制的初步思考

（1）中医针刺认为“刺之要，气至而有效”“有病道远者，必须先使气直至病所”。我们在以脊里电针治疗慢性支气管炎的过程中，深深地体会到此原则之正确。如针感只达一侧上肢，疗效明显不如针感达一侧胸部，针感达两侧胸部疗效更明显，这充分说明“气至病所”在针疗中的重要性。由于脊里电针系刺激神经中枢部位，针感强、电流影响神经纤维较广，甚之影响全部支配肺部的神经而调整其神经功能。因而获得较刺激外周穴位更好的疗效。

（2）通过电流刺激脊髓对某些疾病可以收到奇效已是无可否认的事实，但其治疗机制尚不清楚。国内对电流刺激脊髓的研究，仅限于其镇痛机理，但对于治疗内科各种疾病的机制，却较少涉及。只有少数外电场对神经影响的文章，认为外电场刺激神经产生的神经冲动，可调控释放各类神经递质和腺体分泌，调整自主神经功能，扩张血管、改善微循环、增强细胞电能量和信息传递等作用。据此对于慢性支气管炎快速减少痰量，可能是抑制副交感神经亢进，而抑制了杯状细胞的分泌所致。急性肾衰竭快速恢复尿量，则也可能是由于通过自主神经功能的调整。改善两侧肾脏微循环使肾血流量增加而加速了肾小球尿液的滤过。但对顽固性心力衰竭的疗效却值得另外加以考虑。

（3）本法治疗难治性心力衰竭，由于其发病机制复杂，治疗机制可能更为复杂。我们考虑可能有多种因素参与：中枢神经电刺激抑制了交感神经亢进降低了心率，使搏出血量增加；刺激中枢释放内啡肽等神经内分泌系统，可缓解心源性气喘；扩张血管改善微循环增加了心肌的血、氧供应；电刺激脊髓支配心脏的神经节段，针感面积覆盖整个病区，即兴奋了支配心脏的全部神经元，给心肌细胞输进了电能，提高了线粒体膜电压，而增加心脏能源 ATP 的形成，充实了全部心肌电能量，增速了心肌细胞间缝隙连接信息的传递，因而增强了心肌细胞收缩力和提高了心脏功能。

（4）脊里电针的镇痛作用机理可能是多方面的，首先脉冲电流刺激引起周围神经根的兴奋，然后通过 2 个通路起作用：一是冲动传到中枢神经系统中的脑啡肽神经元，而释放出脑啡肽引起镇痛效应。二是某些粗纤维兴奋后，使闸门关闭而产生镇痛效应。目前对电流刺激脊髓镇痛机理尚无统一认识，一般而论有以下几种假说：①由于脊髓后索刺激的逆行性冲动和顺行性痛觉冲动发生冲突而阻滞了痛觉的上行传导。②由于脊髓后索的逆行性冲动在脊髓后角处产生闸门，使疼痛不能上传。③由于脊髓后索上行通路刺激对延脑、脑干、丘脑、大脑皮层产生的干涉作用。④由于脊髓后索上行性冲动反馈性地启动下行性抑制通路，而使痛觉信号不能上传入脑。⑤电流刺激后索诱发中枢系统释放内啡肽等内源性镇痛物质。

第九节　督脉选穴以毫针做刺激电极在国内应用情况的概述

1970 年以来国内脊髓电刺激的发展和应用情况：目前以各种不同名称进行脊髓电刺激用于临床治疗，已逐渐在国内兴起。我们于 1973 年在洛南县医院以脊里电针的名称治疗慢性支气管炎并取得省级科研成果，并在 1978 年陕西省科学大会上受奖。1979 年武汉医学院第二附属医院神经科刘锡民报告：脊髓针治疗急性脊髓炎 28 例临床疗效观察，其方法是侧卧腰穿体位，针刺深度达蛛网膜下腔，针尾衔接脉冲电疗机的电极，缓缓启动旋钮，至病人出现相应部位的肌肉收缩，或出现酸、麻、胀、热等感觉时便不再增加电量，1d1 次，每次 20 ~ 30min，2 周为 1 个疗程，疗程间休息 1 周。疗效：显效 71. 45%，对照组为 43. 75%；进步 21. 4%，对照组为 40. 63%；无效 7. 2%，对照组为 15. 62%。副作用文中未提及。

现将以后陆续见诸报道的类似治疗方法及治疗各种疾病的情况摘录如下：

1. **督脉电针治疗外伤性截瘫患者对小便功能的改善效果观察**

选取 2013 年 9 月至 2015 年 9 月收治的 100 例外伤性截瘫患者进行回顾性分析，分为督脉电针治疗组 42 例和常规针刺治疗组 58 例。结果：督脉电针组总有效率为 95. 2%，常规针刺组为 69. 0%（$P<0.05$）。说明督脉电针治疗效果明显高于常规针刺组。（武安市中医院，张文顺，《中国临床研究》2016 年第 9 期。）

2. **电针督脉穴位治疗颈源性眩晕的临床研究**　将 60 例颈源性眩晕患者随机分为 2 组，即督脉穴位电针治疗组和传统针刺方法治疗组，隔日 1 次，10 次为 1 个疗程。治疗 2 个疗程。结果：电针督脉者愈显率为 73. 33%，总有效率 90. 00%，对照组愈显率为 45. 67%，两组比较有显著差异（$P<0.05$）。结论：电针督脉组治

疗颈源性眩晕疗效优于传统针刺组，具有起效快、疗效好，有临床推广使用价值。（侯转转，许世兵，邬伟刚等，《陕西中医药大学学报》2016 年第 5 期。）

3. **电针督脉结合康复治疗外伤性脊髓损伤** 观察外伤性脊髓损伤（SCI）电针督脉结合系统康复治疗的疗效，结果 41 例患者治疗 3 个月后功能独立性评分与治前比较明显升高（$P<0.05$）。认为电针督脉综合康复治疗对 SCI 康复过程有积极的促进作用。（天津中医学院第一附属医院骨伤科，王志红，王玉龙，《中国康复》2006 年 2 月。）

4. **督脉穴位深刺电针治疗根性坐骨神经痛** 作者以深刺督脉穴位电针治疗坐骨神经痛 35 例，深刺腰骶部督脉穴位，按腰椎穿刺无菌操作，患者侧卧，患肢在上，用 28 ~ 30 号 3 寸毫针沿棘间进针 5 ~ 7cm，深达蛛网膜下腔，患者此时有强烈的得气感，仅用较小电量即可使患者肢体及躯干明显震颤。（徐红涛，张武俊，李垂英，《实用疼痛学杂志》1996 年第 1 期第 9 ~ 10 页。）

5. **脊髓腔电针治疗急性脊髓炎疗效观察** 自 1998 年 3 月至 2001 年 3 月对临床确诊住院的 40 例急性脊髓炎病人在传统的治疗方法基础上应用脊髓腔电针治疗 20 例并与传统疗法的 20 例作开放随机对照，脊髓腔电针治疗疗效明显高于对照组。（张保朝，赵霞，付国慧，《中国组织工程研究》2001 年第 5 卷第 22 期。）

6. **脊髓针治疗急性脊髓炎 28 例临床观察** 自 1970 年起我们创用脊髓腔电针（简称脊髓针）治疗非外伤性截瘫取得较好效果。现以急性脊髓炎为例加用脊髓针 28 例和未用脊髓针 32 例作一对照分析，以反映其治疗作用。（刘锡民，彭本礼，方思羽，《中国神经精神杂志》1979 年第 3 期。）

7. **督脉穴位电针治疗腹疼 130 例** 我院近年应用督脉穴电针治疗各种腹痛 130 例，获得较好的疗效，其中阑尾炎 27 例，胃溃疡并穿孔 12 例，急性肠梗阻 17 例，胆结石 40 例，输尿管结石 28 例，胃癌 1 例。（秦学礼，《中国针灸》1987 年第 6 期。）

8. 头颈部督脉电针治疗脑卒中后吞咽障碍疗效观察 将67例脑卒中后吞咽障碍患者随机分为观察组34例和对照组33例，观察组以头颈部督脉电针为主，配合常规西医治疗，对照组单纯以常规西医治疗。结果观察组患者吞咽功能改善明显，优于对照组（$P<0.01$）。（周衣斗，冯声旺，徐翠英，《中国康复理论与实践》2006年第12卷第10期。）

9. 毫针脊髓电刺激疗法的临床应用 脊髓电刺激疗法（SCS）是将电极植入椎管内，以脉冲电流刺激脊髓神经从而治疗疾病的方法，受Melzacko Wall的闸门控制学说的启示，广泛运用于临床镇痛术当中，但因其费用高昂、创伤性及并发症多，大大限制其发展。采用祖国医学毫针对脊髓电刺激，可充分发挥中医针灸简、便、验、廉的临床特色，取得了良好的临床效果。毫针脊髓电刺激是指将毫针刺于硬膜外腔后，通过低频或高频电流刺激脊髓后柱的传导束和后角感觉神经元从而治疗疼痛或其他疾病。毫针脊髓电刺激疗法可广泛用于临床中，例如治疗急慢性顽固性颈腰神经痛、脊髓损伤、下肢缺血性疼痛、脊柱术后疼痛症候群等。（谭护根，《河北北方学院学报（自然科学报）》2014年第1期。）

10. 悬灸和电针督脉神道至阳穴对冠心病患者心电图即刻效应的影响 作者通过观察悬灸和电针督脉神道、至阳穴对冠心病患者心电图即刻效应的影响，比较2种刺激方法对冠心病影响的差异，并了解督脉经穴与脏腑相联系的特异性，在针、灸有效的情况下同时观察2种不同的刺激方法对冠心病的影响有无协同性。从而为冠心病临床用穴位治法提供依据。方法：随机分为三组电针督脉组、悬灸组与电针加悬灸组，分别记录治疗结束后5min、15min、30min、60min的12导联心电图。结果各组对临床症状均有改善作用，但电针组优于悬灸组（$P<0.05$），电针加悬灸组优于单针组（$P<0.05$）。初步说明针灸刺激督脉俞穴对脏腑具有调解作用。灸法在治疗心脑过程中可取。（唐爱菊，《山东中医学大学》。）

第十节　国外以电流刺激脊髓用于治疗的概况

脊里电针是以针灸经络学说为基础，其实质是在电针疗法基础上，即从电针刺激穴位或神经干发展为电流刺激脊髓的一个中西医结合治疗方法。国外早在20纪世60和70年代就有人在背索安装刺激电极治疗顽固疼痛。两者方法类似，但国内的方法简便安全，是其所长，故将国外类同方法的应用情况作以简要综合介绍：

1. **关于国外以手术安装刺激电极用于镇痛的情况**[8]　以电流刺激脊髓治疗顽固性疼痛，国外早在1943年Martin就曾发现，电刺激脊髓感觉传入通路可产生镇痛效果，以后Grieshop（1969）将2根电极插入猴的脊髓内通以电流发现可产生麻醉作用，称为电脊髓麻醉。Sheally（1967—1970）报告将电极直接插入脊髓背索内，通以2mA阳极电流，可引起病人在刺激远端部位的轻度震动感，发现可使顽固性疼痛缓解，而对正常运动和感觉功能则无影响。Long等随访484例脊髓后索埋藏电极刺激治疗的疗效，手术后2年，18%的病人疼痛显著缓解，另有37%的病人取得满意的效果，缺点是需要通过手术进行，电极安装比较困难，不能重复应用，并发症多，比如截瘫、脑脊液漏和感染等。以后Nashold（1972）和Nielson（1975）将电极插入脊髓腔内来代替背索埋藏电极刺激，治疗慢性顽固性灼热性疼痛，获得了较好的治疗效果。日本人下地恒毅氏开始试用硬膜外腔通电治疗顽固性疼痛，其方法是以硬膜外穿刺后置入塑胶导管，由导管再置入1～2根100～150μm的绝缘不锈钢丝，头端裸露3～5mm作为刺激电极，这种方法主要治疗晚期癌痛、幻肢痛、脊髓痨、脊髓损伤、带状疱疹等顽固疼痛，此方较通过手术在背索安装电极的方法有了很大改进，操作简便，副作用少，并可多次重复使用。其缺点是电极固定困难，有时电线易发生折断。

最近又发明了脊髓电子刺激器，通过手术安装在硬膜外腔，用于疼痛等多种疾病的治疗，效果非常显著，但其副作用较多。

2. **电子刺激器的安装方法** 近年来国内以电子刺激器安装在硬膜外腔的方法治疗急、慢性疼痛疾病，其方法是通过手术切除椎板，然后在硬膜外腔安装电子刺激器，置入部位以病人疼痛部位相适应的神经节段，并以通电后不适感覆盖疼痛区域为准。体外置有开关病人可随时应用。目前国内各省大医院疼痛科均有开展。有的命名为体内疗法。

适应证：主要以各种急、慢性疼痛疾病为主。因其有扩张血管的作用，故现在又发展治疗心绞痛，疗效可达100%，并可降低死亡率和病情恶化率。其他用于治疗下肢血管阻塞性疾病和脑梗等缺血性疾病，被证明不仅可改善症状，且可改善下肢血液循环和增加脑血流量。最近又用于唤醒植物人，据报告用此法曾治疗15例植物人（大部分昏迷时间超过3个月），4例清醒，4例临床症状有所改善，7例无效。故对其疗效评价较高，认为对顽固性心绞痛和周围血管病的治疗是最令人兴奋的，其效果往往是“戏剧性”难以置信和其他方法难以达到的。个人认为其疗效是可信的，也是我国以毫针做刺激电极今后的发展方向。

3. **副作用及注意事项** 其副作用较多，较重，如感染率较高（3%～4%），其他如出血或血肿、继发性脊髓压迫损伤或异物感或疼痛、导线折断、顽固性脑脊液漏等都时有发生。长期刺激尚可出现神经炎、受刺激组织纤维化、软脊膜炎等。如安装SCS后不能做任何短波、微波及超声波治疗，不能操作机器、仪表、车辆等，因为启动时机体有时会产生“摇晃感”，这可能导致操作失控。其他如不能做磁共振显像，对心脏复律、除颤互相负面影响和对心脏起搏器的干扰。身体不能剧烈活动或突然姿势改变，可能会改变电刺激强度产生不适感。病人不能突然运动，不能提拉重物，防止电极移位。这些给病人生活造成诸多不便。可能对其普及使用会受到影响，尤其无此手术条件的中小医院更难应用。

第十一节 对脊里电针与国外电刺激脊髓两种治疗方法的评价

通过上述情况可以看出，国内虽然命名不同，方法各异，深度有别，理论基础不一，但其共同点均系采用毫针做刺激电极，以电流刺激脊髓用于镇痛、针麻和各种疾病的治疗，并都取得了可喜的疗效，但不难看出，国外是以手术在背索或硬膜外腔安装刺激电极，方法烦琐，手术不易掌握，并发症多且治疗病种单一，不能重复应用，而国内多数均系采用针刺疗法的毫针做刺激电极，方法简便，易于掌握使用，安全副作用少，且可反复应用。这正是祖国医学遗留给我们的宝贵财富，使我们在这一领域有独到之处，有的单位虽然也因并发症多而弃之不用，但也给予我们以启发和教训，就是针刺深度必须掌握适当，切不可深刺脊髓内，更不可以多针刺入。我们曾在动物（狗）实验中得知1根或2根毫针深刺脊髓内，动物并无不良反应，但并排5针刺入脊髓内，动物即刻出现截瘫，虽然7d后截瘫好转可以跑动，但对这样的并发症不能不高度警惕。我们发展研究此法是以针灸经络学说为指导，并结合现代医学知识予以提高。其特点是起效迅速，对某些疑难杂病确有突出或取得前所未有的疗效，而且此法如使用得当并无严重并发症，符合简便廉的要求，在现代中医学院毕业的中医和针灸医师均完全可以掌握使用。因此推广使用此法并无太大困难。

第四章 脊里药针疗法

第一节 硬膜外腔注药治疗的国内应用概况

脊里药针疗法是以针灸经络学说为指导，在脊里（即硬外腔）注药的治疗方法，由于它是以空心毫针在督脉选穴注药，故称脊里药针疗法。以往在硬膜外腔注药，其方法多采用硬膜外腔导管置入法，故手术程序繁杂，设备要求条件较高，工作效率较低，由于穿刺针针体较粗会带来许多并发症，如术后腰疼、感染、硬膜外腔血肿、术后脑脊液漏等常见并发症。置入导管也可发生弯曲折断等现象。也未见用类似方法治疗强直性脊柱炎等风湿类疾病和慢阻肺等呼吸系统疾病的报道。但国内多家医院对硬膜外腔注入各种药物进行的动物实验研究，对我们却有借鉴作用，如对康宁可通－A、利多卡因、地塞米松、丹参复合液、654－2、维生素 B 族、泼尼松龙（强的松龙）等注入狗、兔等动物硬膜外腔，经病理检验均未发现任何病理变化，而且证明注入地塞米松不仅有消炎作用，而且还能防止硬膜外腔粘连。这些药物是我们可以放心使用的。因而我们在改进治疗工具的基础上，只要注意严密消毒，严格执行操作规程，细心操作，脊里药针疗法不仅可以保证安全使用，而且可以治疗更多病种并能明显提高疗效，我们自使用此法 20 余年来，治疗达 4 万余人次，无 1 例感染和术后腰痛，更未见其他重要副作用。显现了中医针灸学特有的疗效优势，也显示出中西医结合明显的优越性。

第二节　脊里药针疗法治疗用具的改革

以往硬膜外腔麻醉或注药，都是使用专用的硬膜外腔穿刺针，针体直径1.2～1.8mm。我们所不同的是，采用的是由毫针发展而来的0.5～0.7mm的细针体，针柄衔接一有过滤作用的塑胶导管，以过滤注入药液中各种不能溶解的微粒。有人在镜下观察，折断安瓿时产生的玻璃微粒大小可达数百个之多，大的肉眼可见，小的显微镜可见。这些微粒如随药液进入硬膜外腔，尤以多次重复治疗，不但容易合并感染，且可造成组织损伤而形成硬膜粘连等副作用。此细针体相较于传统的硬膜外穿刺针的粗针体，其优点在于对组织损伤性小，针刺时不需皮肤麻醉，避免出血形成硬膜外腔血肿，杜绝了感染和术后腰痛等副作用，一旦穿破硬膜，也不易形成脑脊液漏。提高了硬膜外腔注药的安全性，使用此针具20多年来无1例感染。简化了手术操作手续，提高了工作效率，1次治疗只需8～10min。扩大了治疗病种，不仅适用于各种风湿病和慢性疼痛疾病的治疗，也可治疗慢阻肺等呼吸系统疾病和一些神经系统的难治病症，且提高了疗效。比如，以此法治疗强直性脊柱炎，仅在2～3个月内便可见X线片病变的修复好转，达到了常规药物治疗所不能达到的疗效。也可治疗慢阻肺等呼吸系统疾病和一些神经系统的难治病症，且提高了疗效。

第三节　脊里药针的术前准备

（1）备好各种针刺和注药用具，如脊里注入针、过滤导管及注射器等，以及消毒洞巾、消毒手套等备用，各塑包1次性消毒用具，用前一定要检查塑包是否漏气。

(2) 准备好各种药物，如丹参注射液、当归注射液、祖师麻注射液、维生素 B_{12} 注射液、地塞米松注射液、加兰他敏注射液、利多卡因注射液、0.9%氯化钠注射液等。并在术前检查有无沉淀，并在安瓿折断处以酒精擦拭，以减少可能发生的玻璃微粒。

(3) 治前治疗室以紫外线消毒30min，每个月进行1次空气培养，测试细菌是否超标，并经常对紫外线消毒灯进行测试校正，如不达标应更换消毒灯管。

(4) 治前要详细询问病史及药物过敏史，并应测血压、脉搏及必要的体检，必要时做心电图检查以排除冠心病等疾患。

(5) 向病人解释清楚本疗法的针刺部位、针刺深度和各种可能发生的副作用，以及在注药中可以出现的正常治疗反应，消除紧张情绪，积极配合治疗。

(6) 嘱病人在注药中出现头昏、恶心、心慌等情况，要立即告知治疗医生，以便实时采取对应措施如立即停止注药和卧床休息，千万不要勉强忍耐，以免出现更严重的不良反应。

第四节　脊里药针的施术方法

1. **穴位及体位选择**　根据病情选择穴位，病变在下肢、腰、腹、髋、骶等部位，选择脊中、悬枢、命门、腰阳关等穴位（腰部各椎间隙均可）。病变在上肢、胸、背、上腹部则取大椎、陶道、二椎下、身柱、神道等穴位。在腰部取腰阳关、命门、脊中等穴，患者取侧卧屈曲体位（同腰椎穿刺体位），病侧贴床。在上胸段取穴如大椎、陶道等穴，则取伏案、低头、直腰坐位，头下垫一枕头，以防注药时间长而疲劳。

2. **具体操作方法**　术者戴好消毒手套，针刺部位以碘伏进行常规消毒后，铺好洞巾，如在大椎等上胸段穴位进针，先将针柄衔接的导管内注入盐水，放出少许盐水出现液面，如取大椎穴，可垂直进针，陶道、二椎下等穴位针尖可稍向头部方向倾斜，针尖通过皮肤、棘上韧带、棘间韧带，进入黄韧带感到坚韧感，通过黄韧带手下感有落空感或穿透感即停止刺入，此时可见导管内液面自动迅速或缓慢下降，证明已达硬膜外腔，再经抽吸无脑脊液即可注入药物。如手下有明显落空感，即使液面不下降，也不要再深刺，以免误入脊髓，应进行注气实验，如通畅无任何阻力，抽吸无脑脊液，也可认为已达硬膜外腔可以试注入药物，如肢体出满意的针感即上肢出现温热感或酸胀感也证明已达硬膜外腔。如注药时肢体胸背无任何针感，则可小心地轻轻深刺少许，待注药有满意的针感为止。但此时千万注意勿刺入蛛网膜下腔或刺入脊髓内。

3. **自腰部腰阳关穴位进针**　可持针平直刺入，进入皮肤后为疏松的皮下组织，再向前推进感到坚韧感即为黄韧带，通过黄韧带有落空感即达硬膜外腔，再做通气实验，通畅无任何阻力，经抽吸无脑脊液，即可注入药物。如在髋、臀、骶部或下肢出现针感则证明针刺深度准确。

4. **脊里药针治疗的注意事项**

（1）须注意严密消毒，严格执行无菌操作规程，针刺操作中的各个环节均应仔细严防感染。

（2）针刺时首先要准确地选好进针点，即棘突间隙上下左右的正中点，并把握好针尖方向，不使其偏斜，如发现向任何方向偏斜，应立即将针尖退至皮下纠正方向再刺。

（3）操作中要聚精会神，切不可粗心大意，针刺深度必须准确无误注药于硬膜外腔，既不能误注药于蛛网下腔，也不能注于黄韧带以外，以免降低疗效。

（4）针刺硬膜外腔不要单纯以注气实验为准，因肥胖病人皮下组织比较疏松，注气实验往往可出现假阳性，如注药时不太顺利，而且针感不放射到肢体，此时应根据针刺深度、手下有无落空感和通气是否通畅、注药是否顺利通畅、有无放射性针感做综合判断是否达硬膜外腔。

(5）在针刺进入硬膜外腔时，如有全血被吸出，抽出量较多，可能是误入硬膜外腔静脉丛的血管内，此时不可做注气实验，以免发生空气栓塞，应将针体稍向后退出少许，无血液抽出再做通气实验。如果再抽出血液且较多，此时在注药时可加入1‰的肾上腺素1滴（注意千万不可多加，1滴即可，否则可能招致脊髓动脉综合征)，以防形成硬膜外腔血肿。

(6）注入药物必须无刺激性，无配伍禁忌，且药物浓度不宜太高，避免发生化学性蛛网膜炎。

(7）注药过程中必须密切观察病人反应，如有头昏、恶心、心慌、冷汗、面色苍白等情况，应立即停止治疗，予以卧床休息，一般很快可缓解，如症状严重、血压降低明显，应及时给予氧气吸入和升压药物，并视不同情况予以对症处理。

5. 如何避免穿破硬膜

(1）进针速度不宜太快，特别是进入黄韧带要慢慢进针仔细体会通过黄韧带时的致密感和穿透感。有的病人黄韧带较薄或使用较尖锐的针尖时，不一定要有落空感才做通气实验。但感到黄韧带的致密感则宜勤做实验，以防穿破硬膜。

(2）治疗前要观察病人腰椎X线片有无隐性脊椎裂，黄韧带是否已钙化，如果发现应避免由此椎间隙进针。

(3）有的少年黄韧带较薄，未感到落空感即以进入蛛网膜下腔，因此对少年应注意，针刺深度不同于成人，要根据年龄、体形胖瘦等特点估计已达一定深度应勤做通气实验。

(4）对老年人或黄韧带已有钙化的病人，针尖不易刺入，此时要适当掌控针刺力度，不宜用力过猛，以免用力过大穿破硬膜进入蛛网膜下腔。

(5）对体矮而肥胖，椎间隙较窄的病人，穿刺有时较为困难，屡次调针时应注意适当掌握针刺深度勤做通气实验，避免不慎穿破硬膜或误入脊髓。

6. **病人应注意事项**

（1）治疗当日病人宜进早餐，切勿空腹治疗，否则易发生晕针反应，特别是在大椎、陶道等穴进针者更应特别注意。

（2）治疗前需经门诊或病房医师检查诊断，符合适应证者方可进行此项治疗。并详细询问以前有无药物过敏史。

（3）进入治疗室前要脱掉外衣，戴好鞋套方可进入，并按医护人员要求摆好体位，放松情绪积极配合治疗。

（4）在注药过程中有何针感部位要告诉医生，以判断针刺深度是否适宜。

（5）注药过程中有何不适如头昏、恶心、心慌等情况应立即告诉医生，不可强行忍耐以免造成更强烈的治疗反应。

（6）遵从医嘱，医护人员嘱卧床休息的，未经医护人员同意切勿擅自离开。嘱回家后要卧侧休息的或不能参加劳动的，也一定要遵从医嘱，且不可自作主张。

（7）回家后如发生头疼、头昏，应卧床休息，并饮淡盐水或浓茶水 500 ~ 1000ml，如仍不缓解则可静脉滴注 0.9% 氯化钠 500 ~ 1000ml 即可痊愈，如仍不缓解则应及时来医院检查。

（8）治疗后如在 2 ~ 3d 内有发热、头痛、恶心、项硬、针刺局部红肿疼痛要及时来医院检查，不可拖延时间延误治疗。

（9）治疗后医生根据病情告知患者如何休息、如何加强锻炼以及饮食卫生等方面的注意事项，嘱患者遵照执行，以利疾病早日康复。

（10）门诊病人治疗后，须在门诊休息和观察 30min 至 1h 后方可离去。

7. **脊里药针的疗程**　脊里药针的治疗每 5 ~ 7d1 次，10 次为 1 个疗程，如合并髋关节病变者常需 2 ~ 3 个疗程。一般病情在治疗 1 ~ 2 个疗程后，仍需 2 ~ 3 个月治疗 1 次，以巩固疗效防止复发。

8. **脊里药针的禁忌证**

（1）进针部位有感染者禁用，或其他部位有明显感染且范围较大者，宜在感染恢复后再行治疗。

（2）有出血性疾病或有出血倾向的疾病和出、凝血时间过长者禁用。

（3）孕妇禁用。

（4）精神病患者禁用。

（5）重症高血压、重症冠心病、糖尿病、周期性瘫痪患者应慎用。

（6）70 岁以上老人和 16 岁以下儿童慎用。

第五节　脊里药针的副作用及防治方法

我院使用此法 20 余年来，因应用此细针体的空心脊里注药针，其副作用发生率明显少于传统的硬膜外腔穿刺针，20 余年来未曾发生过 1 例感染。较为常见的并发症为术后头痛和晕针反应，其余则均为偶发。曾发生过的副作用及其发生率及防治方法介绍如下：

1. **术后头痛**　此副作用在我院唯一常见发生，发生率在 0.2% ~ 0.5%，其原因可能是穿破硬膜脑脊液外渗颅内压力降低所致，有的也可能与药物刺激硬膜有关。其疼痛特点是卧床休息疼痛可缓解或明显减轻，起坐或直立则疼痛加重。发生此情况时除应卧床休息外，可给予 0.9% 氯化钠注射液 500ml 静脉滴注可立见功效，也可饮用淡盐水或浓茶水头痛也可缓解。其预防的方法是针刺时尽可能小心，避免穿破硬膜。一旦发现针尖进入蛛网膜下腔，则可立即注入 0.9% 氯化钠注射液 2 ~ 3ml，然后将针尖抽回至硬膜外腔，再注入氯化钠注射液 20 ~ 30ml，使之硬膜内外压力平衡防止脑脊液外渗。然后拔出穿刺针，另选穴位重新穿刺，在注药时则多加入氯化钠注射液至 20ml 以上，维持颅内压力平衡，据我们的经验此方法可防止因穿破硬膜而发生术后头痛的副作用。

2. **晕针现象**　晕针现象多发生于大椎、陶道等穴进针，尤以女性及空腹治疗时多见，表现为头昏、恶心、冷汗、面色苍白等症状，立即予以卧床休息，片刻即可自愈。一般无须特殊处理。

3. **曾发生注入利多卡因致脊髓全麻 1 例**　此例为一 18 岁男性患者，因患强直性脊柱炎合并髋关节病变，已卧床半年之久。住院后以脊里药针治疗，在第 3 次治疗时，由腰阳关穴进针，注入药液中含利多卡因 5ml，注入后患者立即感下肢麻木感，并迅速上升至上腹部及下胸部，并感气短，血压下降为 60/30mmHg，脉搏及心音微弱，两下肢感觉及运动功能均丧失，立即给予氧气吸入及升压药物静脉滴入，10min 后患者血压恢复正常，气短症状消失。经脊里药针治疗 15 次后患者可下床自由活动，病情好转出院。此例副作用的发生其原因可能是针刺误入蛛网膜下腔，注药时由于病人水平位侧卧，未置头部高位，利多卡因随脑脊液上升而发生全脊麻，可能由于剂量较小，抢救措施及时而未导致严重后果。因此如果注入药液中含有利多卡因，无论剂量大小都应置头部高位，以免利多卡因随脑脊液上行而发生全脊麻造成严重后果，当然更重要的是针刺一定要细心，切勿误入蛛网膜下腔注药。并在注入利多卡因前做好一切应急准备，以防万一此类意外发生。如果万一刺中脊髓，不管症状是否严重，应及时给予地塞松米等激素治疗，以防受损伤的神经发生自身溶解而发生更广泛的病变。

4. **曾发生一侧上肢根性疼痛 1 例**　此例系一 58 岁女性患者，因颈椎病进行脊里药针治疗，在大椎穴进针后即感右上肢灼热痛，立即将针退出，另行针刺，治疗回家后即感右上肢疼痛伴右上肢无力，因注入药液含地塞松米及维生素 B_{12} 等药物，未再进行特殊处理 1 周后自愈。（此例根性疼痛患者可能是针刺损伤了神经根所致，由于针具针体细损伤并不严重，故很快自愈，故在针刺时一定要掌握好针刺方向，在椎间隙正中进针，发现针体偏斜及时予以纠正。）

5. **下肢无力 1 例**　此例系一 38 岁女性患者，因患颈椎病进行脊里药针治疗，患者身材矮小且体胖，针刺时进针不顺利，经多次调针，在 1 次调针时患者突感下肢麻木感，乃立即将针退出至硬膜外腔，注药后患者感两下肢无力，不能站立，以轮椅推回病房，后每日给予维生素 B_1 10mg 和维生素 B_{12}500μg 肌内注射，7d 后逐渐恢复正常。该例患者显然是在多次调针过程中，手下落空感不明显而误刺中脊髓，损伤了脊髓神经而致下肢无力，其处理方法应给予地塞米松和各种维生素注射，因硬膜外腔注药时已加入地塞松米 10mg，故未再给予激素治疗。此例因针体细损伤脊髓不严重，故未造成下肢瘫痪的严重并发症，而且在短期内恢复正常。

第六节 外院报道脊里药针在硬膜外腔麻醉、注药当中有可能发生的副作用

脊里药针治疗虽然副作用并不多见，但毕竟此法也是在硬膜外腔注药，尤以各地在疼痛门诊建立后，硬膜外腔注药则是常用的方法之一，其并发症也常见诸报道，为在脊里药针治疗中提高警惕，兹将硬膜外腔注药可能发生的并发症综合介绍如下。

1. **感染及硬膜外腔脓肿** 为硬膜外腔注药最常见的并发症，潜伏期 3 ~4d 或更长，病原菌以金黄色葡萄球菌为多见。

细菌传入途径有以下几种：①使用了受到污染的针刺用具及注入物。②穿刺经过感染了组织。③其他部位的急性或亚急性感染灶，通过血行播散感染了硬膜外腔。

2. **硬膜外腔感染的症状** 头痛、畏寒、发热、背腰痛等，常出现于穿刺部位或脓肿发生部位的剧痛，咳嗽、弯颈、屈腿时加重疼痛，并有局部叩击痛；白细胞常增高，常在 4 ~ 7d 出现神经症状，先为神经根受刺激出现的放射性疼痛，进而发展到肌无力，终至瘫痪。早期诊断有赖于对病情的细致观察，重视运动无力、感觉减退、括约肌障碍等脊髓受压的早期症状。诊断性穿刺有脓液溢出时便可确诊，CT 及 MRI 发现占位性病变也是重要的诊断手段。如果蛛网膜下腔感染则可出现脑膜炎症状，可有项部强直及脑脊液混

浊、白细胞增多等。

3. **硬膜外脓肿的处理** 尽早行椎板减压手术，不要把希望寄托在抗生素的疗效上，以免错失良机。据现有的经验认为，在神经症状出现后数小时内手术者可争取无后遗症，手术迟延者有的可终生瘫痪。

4. **硬膜外腔血肿** 发生率为0.0013%～0.006%。硬膜外腔有丰富的静脉丛，穿刺时易引起出血，据报道硬膜外腔穿刺出血者可占2%，但硬膜外腔出血一般不会引起神经症状，因腰、骶部硬膜外腔容积较大，而且出血也容易从椎间孔溢出，故绝大多数不会造成严重后果，但在以下情况易形成血肿。

5. **易形成血肿的原因** ①针刺前接受过抗凝药物治疗，如服用阿司匹林或使用肝素等。②有凝血功能障碍或血小板减少者。③老年动脉硬化或高血压。④穿刺不顺利，经多次调针伤及血管较多，或在穿刺过程中可见有明显出血者。

6. **硬膜外腔血肿的症状** 从背痛开始，短期内出现肌无力，及括约肌障碍，进一步很快出现瘫痪及下肢感觉障碍。脊髓受压的症状及体征是诊断的重要依据，CT及MRI检查可以明确诊断。

7. **硬膜外腔血肿的处理** 很快清除血肿是治疗的根本措施，手术迟延会造成永久性残废，故手术应争取在12h内进行。

8. **脊髓或神经根损伤** 脊髓损伤及神经根损伤多因针刺或导管置入不当所致。神经后根易受损伤而出现根痛，特点是疼痛依神经根分布扩散；损伤胸根，根型的症状是所谓的“束带样痛”，在四肢则呈带形分布。若后根受破坏性损害，根症状的一个典型而重要的现象是所谓的脑脊液冲击症，即咳嗽、喷嚏或用力憋气时，可使疼痛及麻木加重。根痛以损伤后3d最剧，然后逐渐减轻，1～2周内多数病人可在受累神经根分布范围内感觉减退缓解或消失，遗留片状麻木区可达数月以上。治疗采用维生素B族注射、小剂量皮质类固醇、针灸等对症处理，预后均较好。

9. **脊髓损伤** 脊髓损伤有轻、中、重之分，硬膜外导管插入脊髓或药物注入脊髓可造成严重损伤，损伤当时感到剧痛，偶有一过性意识障碍，有些病人立即出现完全性、弛缓性截瘫，血压偏低而不稳定，严重损伤所致的截瘫预后不良，患者多死于并发症或终身残疾。

有时患者脊髓损伤并不严重，常因继发性水肿而逐渐发展至截瘫，损伤早期颇似神经根损伤，若能早期鉴别进行适当治疗，可避免发生截瘫，截瘫出现后立即治疗，大部分病人可以恢复。这类脊髓损伤的临床表现比实际损伤的程度要严重些，此时若采取积极的脱水治疗，可减轻水肿对脊髓内血管的压迫，缩小神经元的损害。脊髓损害后出现自体溶解过程，持续 2 ~3 周，皮质类固醇能防止溶解酶体破坏，自溶过程在损伤后 48h 达高峰，皮质类固醇应及早应用。

10. **脊髓损伤与神经根损伤的鉴别** 脊髓损伤早期能与神经根损伤相鉴别，及时给予治疗，直接影响预后，根据有关文献报道，下列各点可供两者鉴别时参考：

(1) 神经根损伤当时有触电感或痛感，脊髓损伤时有剧痛，偶伴一过性意识障碍。

(2) 神经根损伤以感觉障碍为主，有典型的根痛症状，很少有运动障碍。而脊髓损伤既有感觉障碍又有运动障碍。

(3) 神经根损伤后感觉缺失仅限 1 ~2 根脊神经支配的皮区，与穿刺点棘突的水平相一致，而脊髓损伤的感觉障碍与穿刺点不在同一平面，颈部相差 1 节段，上胸相差 2 节段，下胸相差 3 节段。

11. **化学性损害** 高浓度药物包括局麻药，会损伤脊髓、神经根及其被膜，造成神经纤维脱髓鞘，硬膜外腔闭塞，小动脉炎及静脉血栓形成，增殖性及粘连性蛛网膜炎。表现下肢运动及感觉障碍，大小便失禁等。治疗可用维生素 B 族及皮质类固醇等对症治疗。

12. **其他常见并发症**

(1) 硬膜穿破后头痛。据文献报道，硬膜外腔麻醉或镇痛穿破硬膜的发生率为2.3%～2.5%。硬膜穿破后脑脊液外漏使颅内压降低，是头痛的主要原因，根据颅内压自身调节机理，当颅内压降低时则产生颅内血管代偿性扩张，疼痛感受器受刺激，于是发生头疼。故实际上这种头痛是属于血管性的。多在前额与枕部疼痛，直立、坐位加重，平卧时减轻，称之为体位性头痛。严重者伴有听力或视觉障碍。头痛的发生率与穿刺针粗细、针斜面的方向以及病人的性别、年龄等因素有关。女性比男性高，老年人硬膜穿刺后头痛发病率低，其原因认为是老年人硬膜外间隙在椎间孔处有结缔组织增生而不与椎旁间隙相通，当硬膜穿破后脑脊液不向椎旁蔓延，而是蓄积起来形成压力柱，使硬膜外腔与硬膜下压力相平衡，从而脑脊液停止流出，于是头痛发生率低。有的人硬膜穿破后并不发生头痛，这与颅内感受器不敏感有关。也可能与穿刺部位硬膜的解剖结构有关，即该处硬膜与蛛网膜没有紧密结合，形成关闭性活瓣阻碍脑脊液流出。或者该处恰好有蛛网膜脱垂，堵住了硬膜破口。严重或长时间的头痛有时伴有听力下降、单侧耳聋、听觉过敏、耳鸣、眼花、光过敏、散光、复视等症状。

其治疗原则为减少或中止脑脊液漏出，促使脑脊液压力提高到正常范围。治疗措施包括平卧休息、腹带捆扎、持续输液、针刺及镇痛药等。咖啡因对硬膜穿刺后头痛的疗效已得到证实，口服咖啡因300mg，4h后疼痛明显缓解，其机理是使脑血管收缩，从而逆转了脑血管扩张所致的疼痛感受器刺激而产生的头痛。硬膜外腔持续点滴0.9%氯化钠溶液24h（30ml/h）可获得满意的疗效。

（2）术后腰痛。上述病症是硬膜外麻醉治疗法常见的并发症，脊里药针未见此重要并发症，但值得警惕并熟习其处理方法[9]。

第七节　脊里药针的治疗作用及其治疗机理

脊里药针具有针刺穴位作用和注入药物的多重作用，它可通过多种途径起到针、药作用相结合、全身与局部作用相结合的综合治疗效应。它的主要治疗作用有以下几点：

1. **针刺的治疗效应**　脊里药针和中华人民共和国成立后发展的穴位注射疗法一样，也是由穴位进针注药，所不同的是深刺督脉穴位，达脊里即硬膜外腔，是督脉真正的循行线路。而督脉的作用可“总督诸阳”，不仅统帅一身之阳气，又可通过各交会穴和各阴经脉气相通，故可以说它具有经络“中枢”的作用。上通脑，下络肾。脑为元神之府，肾为生命之本。故针刺督脉不仅可调整全身之阴阳和脏腑功能，使之阴平阳秘、平衡脏腑功能，达到疾病乃治的目的。而且针刺注药又可使针刺得气现象更为广泛，古人云“刺之要，气至而有效”“有病道远者，必须先使气直至病所”。此法治疗可以在病变相应部位出现酸、麻、困、胀、热等与针刺相同的针感即得气现象，而且每次治疗可百分之百达到“气至病所”。因而此疗法不仅具有针刺作用相同的作用，而且因其针感范围更加广泛，其针感更加强烈，并可覆盖整个病变部位，因而可能较在周围或末梢穴位针刺有更好的疗效。比如，治疗慢阻肺针感可达全胸、背部，治疗颈椎病针感可达病痛的两侧上肢，治疗强直性脊柱炎合并髋关节病变的，针感可达有病变的髋关节及腰部等，因而其疗效更为优异。

2. **据有关实验证实**　硬膜外腔注药可促使中枢内释放 β－内啡肽，据王新华等人研究，应用放射免疫法测定 17 例慢性腰腿痛患者在硬膜外腔注药前后血浆中 β－内啡肽的含量，结果显示：治疗前内啡肽含量为 35.6pg/ml ± 8.8pg/ml，硬膜外腔注药后升至

57.4pg/ml ± 12.8pg/ml，两者有非常显著性差异。其实验尚有另一层意义，即治前 β－内啡肽含量显著低于对照组 62.4pg/ml ± 9.1pg/ml，而注药后与对照组则无显著性差异（$P > 0.05$），说明慢性疼痛患者血浆 β－内啡肽水平降低，而硬膜外腔注药则可使 β－内啡肽恢复正常水平，因而疼痛被解除。[10]

而且国内在研究针刺镇痛原理中也已证实，大脑与垂体内 β－内啡肽含量与针刺镇痛效果呈现正相关变化，提供了 β－内啡肽参与针刺镇痛的证据。此外脊里药针在注药过程中出现酸麻困胀热等感觉与针刺的针感相同，故它和针刺疗法一样，尚可以通过对各种神经介质的调解，如乙酰胆碱、5－羟色胺、肾上腺素、去甲肾上腺素（正肾上腺素）、多巴胺、γ－氨基丁酸等的调节而发挥镇痛作用。

3. **脊里药针也具有针刺整合神经功能的作用** 使不同的感觉传入信号在中枢系统内相互作用而抑制了疼痛信号的发放。也有人通过实验认为，针刺和药物刺激的神经冲动也可以选择性地启动脊髓上位中枢发放下行冲动，加强了下行抑制作用而选择性地抑制伤害性传入，并可使炎症等伤害性刺激在中枢系统内产生的异常活动模式转变成正常活动模式，从而达到炎症的消退和疾病的治愈。

4. **脊里药针可明显改善微循环** 其注入药物系当归和丹参等具有活血化瘀作用的中药制剂，硬膜外腔注入又具有全身和局部的双重作用，这是由于药物注入硬膜外腔后大部分渗入脑脊液，小部分被吸收入血发挥全身性治疗作用，另一部分被渗入神经根的轴浆内，轴浆具有双向运动，既可把胞体的物质通过轴浆运动向末梢输送，也可通过胞纳作用将从胞外间隙中摄取的物质输送到胞体，因此药物被吸收入胞浆后，这些具有活血化瘀作用的药物除全身作用外，尚可由胞浆运动被输送到病变部位的神经末梢，而改善了病变部位的血液循环，而且脊里药针针刺作用又有可明显改善微循环作用，病变部位微循环的改善，氧及其他营养物质的输入和代谢产物的顺利排出，既消除疼痛也达到病变的修复好转，这种全身与局部性的共同治疗作用，可能是脊里药针疗法优异的疗效之一。

5. **脊里药针起效迅速** 于药物注入后半小时即可起效，其原因也可能与药物能迅速渗入脑脊液内有关。据马多良等报道，硬膜外腔注入维生素 B_1、维生素 B_6、地塞米松、加兰他敏 4 种药物，均在 15min 内渗入脑脊液并达药物浓度高峰，30min 后开始下降，与肌内注射组对照，维生素 B_1、维生素 B_6 和加兰他敏脑脊液浓度明显高于对照组，尤以维生素 B_6 和加兰他敏分别高出对照组 33.9 倍和 44.6 倍。90～120min 后两组药物浓度在脑脊液内趋于平衡。150min 后两组药物在脑脊液内未能检出或药量甚微。以上可能是硬膜外腔注药起效迅速的原因之一。

第八节 脊里药针的注入药物种类

1. **可用于硬膜外腔注入的药品种类** 经各医院通过实验及临床实践，就目前所知可用于硬膜外腔注入的药物有以下几种：

（1）消炎类药物：如盐酸庆大霉素等。

（2）激素类药物：如地塞米松注射液、泼尼松、曲安奈德（曲安缩松）等。

（3）麻醉类药物：如盐酸利多卡因、盐酸普鲁卡因注射液等。

（4）镇痛类药物：如盐酸吗啡、盐酸哌替啶、曲马多等注射液。

（5）中药制剂：如丹参注射液、当归注射液、祖师麻注射液等。

（6）镇静类药物：咪达唑仑（咪唑安定）注射液。

（7）辅霉类药物：如辅霉 A 注射液、三磷酸腺苷注射液等。

（8）解痉类药物：如 654－2 注射液、盐酸阿托品注射液、东莨菪碱注射液等。

（9）横纹肌兴奋药：如加兰他敏注射液、新斯的明注射液等。

（10）其他：也有单位应用高渗盐水、冷盐水、氧气以及臭氧注入镇痛的。

第九节　脊里药针治疗常用的药物及其药理作用

脊里药针的治疗用药，主要以具有活血化瘀和镇痛作用的中药剂为主，辅以维生素B族注射液及皮质类固醇类药物，有的病种则给予利多卡因治疗。

1. **丹参注射液**　丹参为唇形科多年生草本植物丹参的根制成的注射液，每支2ml，含生药4g。

【功效】活血化瘀、理气开窍、调经止痛、凉血消痈、养血安神。

【成分】丹参含丹参酮甲、丹参酮乙、丹参酮丙、丹参醇Ⅰ、丹参醇Ⅱ、维生素E等成分。

【药理作用】可改善外周循环，提高常压和低压条件下机体的耐缺氧力，加快微循环血液流速，增加毛细血管网等作用；对血流动力学影响方面，有扩张冠状动脉，增加冠脉血流量，改善心肌收缩力，调整心律等作用；能促进组织的修复与再生，抑制过度增生的成纤维细胞和肿瘤的生长，并能抑制凝血、启动纤溶；对改善代谢、增强免疫及神经功能等方面也有一定影响。

丹参对绿脓杆菌、大肠杆菌、变形杆菌、伤寒杆菌、志贺氏痢疾杆菌、福氏痢疾杆菌均有抑制作用，对金黄色葡萄球菌抗菌效能最强。丹参水浸液（1∶3）对某些皮肤真菌均有不同程度的抑制作用。

2. **当归注射液**　为伞形科多年生草本植物当归的根制成的注射液。每支2ml，相当于当归生药0.1g。

【功效】补血调经，活血止痛，润肠通便。

【应用】

（1）为临床常用的补药，适用于血虚所致的目眩、头昏、心悸、疲倦、脉细等症。

（2）用于血虚腹痛，本品能补血、柔肝、止痛。

（3）既能补血又能活血、止痛，为妇科调经常用药。适用于月经不调和月经量少、经期延后、经闭、痛经等症。

（4）活血止痛作用又适用于跌打损伤、风湿痹痛、疮痈肿痛以及冠心病心绞痛、血栓闭塞性脉管炎、浅性血栓性静脉炎等病症。

（5）用于阴血虚少的肠燥便秘。

【成分】当归含挥发油0.2%～0.4%，油中含酸性成分约40%，主要芳香成分为丁烯酞内酯和邻羧基苯正戊酮等，此外尚有多量蔗糖及棕榈酸、β－谷甾酸及棕榈酸酯、烟酸、维生素E、维生素B_{12}等。

【作用】近代实验证明，本品的水溶性非挥发物质，能兴奋子宫肌，使收缩加强；而挥发性成分则能抑制子宫，减少其节律性收缩而使子宫弛缓。有镇痛、镇静和消炎作用。本品流浸膏能降低心肌的兴奋性，延长离体兔心的不应期，对实验性心房纤颤有治疗作用。此外尚有降血脂、降压、维生素E缺乏、抑菌等作用。当归煎剂对痢疾杆菌、伤寒杆菌、霍乱弧菌、溶血性链球菌、白喉杆等皆有抑制作用。

当归注射液用于敏感点、神经干、静脉注射，治疗血栓性闭塞性脉管炎52例，有效率88.5%，能缓解疼痛，促进局部血液循环，提高皮肤温度，阻止肢体坏死的发生和发展，已坏死者能促进好转愈合，血流图也多获得改善。也用于治疗腰腿痛、关节痛、小儿麻痹后遗症、支气管哮喘和妇科病的辅助治疗。

3. **祖师麻注射液**　为瑞香科灌木植物，由黄瑞香茎皮及根皮加工制成的灭菌水溶液。成品为黄棕色的澄明液体。

【功效】麻醉、止痛、活血。

【应用】本品为群众中流行已久的著名止痛药，药效持久，并兼有活血通络作用。可除风祛湿、活血止痛，多用于风寒湿痹证及筋骨疼痛及跌打损伤疼痛等。可用于类风湿关节炎等的治疗。

【规格】每支2ml。

【用法及用量】每次1～2ml，1d1～2次，肌肉注射或痛点或穴位封闭。

4. **地塞米松注射液** 为肾上腺皮质激素类的糖皮质激素类药物。

【作用及用途】糖皮质激素受垂体促肾上腺皮质激素的调节。正常人体肾上腺皮质激素每天分泌的糖皮质激素为5～30mg，重要的作用有：

（1）抗炎作用：能抑制感染性和非感染性炎症，减轻充血降低毛细血管的通透性，抑制炎性浸润和渗出，抑制纤维细胞的增生和肉芽组织的形成等。

（2）免疫抑制作用：减少组织胺、5－羟色胺及其他活性物质的形成和释放，从而减轻过敏反应引起的充血、水肿、渗出、皮疹、平滑肌痉挛及细胞的损害。

（3）抗毒性作用：对抗细胞内毒素对机体的刺激，减轻细胞损伤，保护机体。

（4）抗休克作用：解除小动脉痉挛，增强心收缩力，改善微循环，对中毒性休克、失血性休克、心源性休克都有对抗作用。

（5）对代谢的影响：促进蛋白质分解转化为糖，减少葡萄糖的利用率，因而使血糖、肝糖原及肌糖原增加，使水钠潴留，促进钾排泄。但本制剂对水钠潴留的作用较弱。

（6）对淋巴细胞和血细胞的作用：可使胸腺、淋巴结、脾内淋巴组织萎缩，抑制淋巴细胞增生，使血液中淋巴细胞减少，并可使血液中嗜酸细胞减少；能刺激骨髓使红细胞中性粒细胞及血小板增多。

（7）其他：减轻结缔组织的病理增生，提高中枢神经的兴奋性，促进胃酸和胃蛋白酶分泌等。

5. **维生素 B_{12}注射液** 它是由肝脏中提取的一种钴物质，亦可由放线菌（如灰链霉菌等）的培养溶液提得。

【性状】暗红色结晶或结晶性粉末，在潮湿性空气中能吸湿，能溶于水（1∶80）、醇，不溶于氯仿、醚等。其水溶液为红色，可在100℃消毒30min，或120℃消毒15min，但消毒时间过长或温度更高则使之分解。遇氧化-还原性物质（如抗坏血酸）、重金属盐类及微生物均能使之失效，故应在无菌条件下贮存，并须避光。

【作用及用途】人体每日需要的量为1μg，肠道微生物虽能合成一部分，但不够，故需从食物中摄取，本品参与体内核酸胆碱蛋氨酸的合成及脂肪与糖的代谢，对骨髓造血功能（幼红细胞的成熟）、肝脏功能和神经系统髓鞘的完整有一定的作用，主要用于各种巨幼细胞性贫血（对恶性贫血疗效较好）。此外也用于神经系统（如神经炎、神经萎缩等）、肝炎、白细胞减少症等，但用量都较大，而且疗效并不能肯定。

【用法】肌注：1d1次或隔日1次，每次50～500μg。

【注意】可能引起过敏反应，甚至过敏性休克，故不宜滥用。

【制剂】针剂：每支50μg（1ml）、100μg（1ml）、500μg（1ml）。

6. **盐酸利多卡因** 又名塞罗卡因。

【性状】其盐酸盐为白色结晶性粉末，无臭，有苦麻味。熔点76～79℃。极易溶于水及乙醇。42%溶液为等渗溶液。

【作用及用途】本品局部麻醉作用较普鲁卡因强，维持麻醉时间比它长1倍，毒性也相对较大。穿透性、扩散性强，主要用于阻滞麻醉及硬膜外腔麻醉。本品尚有抗心律失常的作用，对室性心律失常疗效较好，作用时间短暂，无蓄积性，可反复使用，并不抑制心肌收缩力，治疗剂量下血压不下降，现主要用于室性心动过速及频发性期前收缩。

【用法】

（1）局部麻醉：阻滞麻醉用1%～2%溶液，每次用量不宜超过0.4g。表面麻醉一般用1%～2%溶液，雾化或蘸药贴敷，1次总量不超过0.25g。浸润麻醉用0.25%～0.5%溶液，每小时用量不超过0.4g。硬膜外腔麻醉用1%～2%溶液，每次用量不超过0.5g。阻断麻醉用0.5%溶液，于神经干附近可用1%溶液，疗效较普鲁卡因好。

（2）治疗心律失常：每次静脉注射1～2mg/kg体重，注射速度可较快0.5～1min静注完，如无效，10～15min后可再注射同量1次，同时取100mg加于5%葡萄糖注射液稀释为0.1%浓度以每分钟20～50μg静脉滴注，1次治疗总量4～6mg/kg体重。

【注意】 ①由于本品扩散力强，麻醉平面不易准确掌握，故不常用于腰麻。②静脉注射可有麻醉样感觉，头晕、眼发黑，若将药加入静滴小壶内滴入，可使此症状减轻。③心、肝功能不全者应适当减量。④禁用于二度和三度房室传导阻滞、对本品过敏、有癫痫发作史、肝功能严重不全以及休克病人。

【制剂】针剂：每支5ml 0.1g、10ml 0.2g。

第十节 脊里药针的用药原则及注意事项

（1）注入药物必须以动物实验或文献中已有记载该药对硬膜、蛛网膜、神经根以及脊髓神经无刺激或不能引致炎性反应或使神经细胞变性为准则，一些未曾用于硬膜外腔注入的药物，使用前最好先做动物实验，证明对脊髓神经及其被膜无害方可用于人体，未经实践证明者切不滥用。

（2）药物配伍种类不宜过多，多种药物联合应用时一定要注意配伍禁忌，并经实验相伍无混浊、沉淀方可应用。

（3）硬膜外腔注入药物以等渗液最安全，高浓度或pH低的药物不宜应用。各种药物一定要经生理盐水稀释后当日应用，药物原液注入，会对脊髓有伤害作用。

（4）激素类药物有消炎、抗过敏、防止硬膜外腔粘连和增强镇痛的作用，是硬膜外腔注射疗法常用的药物之一。在硬膜外腔注射此药，宜间隔5～7d1次为宜，这种间断用法可以避免此药的副作用且不影响疗效。据我们观察对强直性脊椎炎合并髋关节病变且有良好治疗作用，可修复或逆转髋关节间隙狭窄或囊状破坏等病变，但应注意有无其他禁忌证如溃疡病、重症高血压、活动性肺结核或周期性瘫痪等病症，也应注意有一般的副作用，如食欲亢进、面部及下肢浮肿等情况，必要时可减量或停用。

（5）吗啡及哌替啶是硬膜外腔镇痛用于晚期癌症和产程镇痛的常用药物，且间隔5d以上注射1次可避免成瘾。但应注意其呼吸抑制作用。而且其呼吸抑制作用常迟延发生，即在注药5～6h或12h后发生，故在注入此药后须长时间观察病人以免发生意外。且此药用量一般吗啡不宜超过10mg，哌替啶不应超过20mg。用于治疗慢阻肺一般只用5mg。

（6）硬膜外腔注药可渗入周围神经根发挥节段性治疗作用，如用654－2在胸段注药可使心率增加，而在腰段注入者则常引起尿潴留。而心率增快则较轻。因此要掌握此特点，根据病变部位选择用药。

（7）硬膜外腔注药小部分被吸收入血，大部分则渗入脑液内，故对中枢系统有影响的药物，剂量要适当减小，尤以吗啡、哌替啶等药物只能用常规肌内注射的1/5～1/10即可达到有效的镇痛作用。

（8）脊里药针治疗药物的配伍和组方：脊里药针根据不同病种和不同病情使用不同的药物组方，也可根据不同病情辨证用药，各病种常用组方如下。

A. 治疗强直性脊椎炎。

强脊1号注射液：丹参注射液2ml，地塞米松注射液5mg，维生素B_{12}注射液500μg，0.9%氯化钠注射液10～15ml混合注入。一般用于急性期和初治。

强脊 2 号注射液：丹参注射液 2ml，当归注射液 4ml，维生素 B_{12}注射液 500μg，0.9% 氯化钠 10 ~ 15 ml 混合注入。常用于恢复期。

强脊 3 号注射液：丹参注射液 2ml，祖师麻注射液 2ml，维生素 B_{12}注射液 500μg，0.9% 氯化钠注射液 10 ~ 15ml 混合注入。用于上述治疗疼痛缓解不够理想者。

B. 治疗椎间盘突出症：丹参注射液 2ml，地塞米松 5 ~ 10mg，维生素 B_{12}注射液 500μg，0.9% 氯化钠 10 ~ 15ml 混合注入。

C. 治疗颈椎病：当归注射液、丹参注射液各 2ml，地塞米松 5 ~ 10mg，维生素 B_{12}注射液 500μg，0.9% 氯化钠注射液 10 ~ 15ml 混合注入。穴位选择大椎穴。

D. 治疗慢性阻塞性肺部疾病和支气管哮喘：地塞米松 5 ~ 10mg，哌替啶 5mg，0.9% 氯化钠注射液 10 ~ 15ml，大椎、陶道穴位注入。

上面组方可随各不同症状随症加减，比如椎间盘突出症合并下肢无力，或强直性脊柱炎合并下肢无力可加入加兰他敏 1 ~ 2.5mg 等。

第五章 脊里药针的治疗适应证

脊里药针的适应证较为广泛，可用于治疗各种慢性疼痛、风湿性疾病、呼吸系统疾病和某些神经系统疾病，但由于此法治疗强直性脊柱炎特别对合并髋关节病变者收到较好疗效，是一般常规治疗方法很难达到的，故我们对此法治疗强直性脊柱炎及其临床症状做较为详尽的介绍。

第一节 强直性脊柱炎

强直性脊柱炎是一种以侵犯中枢关节为主的慢性进行性炎症，并侵犯四肢关节和其他脏器的全身性疾病。因本病常发生椎间纤维环及其附近结缔组织钙化、骨化，部分病人最终导致脊柱的骨性强直，故国内外称之为强直性脊柱炎。

临床表现

（1）发病形式。本病多为隐匿发病，进展缓慢，全身症状较轻。起病常由腰背部、臀部、髋、膝等部位疼痛，开始时疼痛常为间歇性，数月或数年后可发展为持续性。少数病人可首先出现原因不明的虹膜炎，数年或数月后才出现典型强直性脊柱炎的表现。

（2）全身症状。全身症状一般较轻微，少数人有低热、厌食、疲劳和体重下降，个别人可出现贫血。少数急性发病者也可出现高热，也有的可长期低热，酷似风湿热的表现。

（3）典型症状。腰骶部或腰背部疼痛是本病最常见的症状，起病时常不为病人注意，随病情发展，疼痛可由间歇性或反复性而呈持续疼痛，常常伴有晨僵。其特点为夜间或清晨4～5时许疼痛严重，起床后活动反而减轻，此点可与机械性腰疼相鉴别。也可伴有两侧臀下部以及两侧或单侧腹股沟疼痛。有时也可放射至大腿后侧，故常被误诊为坐骨神经痛或椎间盘突出症。直腿抬高实验或CT检查可资鉴别。

胸椎受累可出现背、胸或季肋部疼痛，胸扩张度受限，呼吸差常少于2.5cm，肺功能可表现为限制性通气障碍。颈椎受累可表现为颈椎部位的疼痛，并常可放射至后头部。颈部活动受限，甚至僵直。本病常合并髋、膝、踝或胸锁关节、胸肋关节的疼痛，尤以累及髋关节者较为常见，约占本病的60%左右，且为本病致残的重要原因。其表现为髋部疼痛，常为持续性，呈间歇性者较少。早期可出现髋关节屈曲或活动功能受限，下蹲困难或臀－地距离增大。病人常因剧痛而不能翻身下床，不敢屈伸髋关节，久之髋关节可由纤维强直进而骨性融合呈骨性强直。病人行动轻则出现明显跛行，重则需借助拐杖或轮椅，失去生活自理能力。患侧下肢肌肉常呈失用性肌萎缩。

非关节部位症状常因肌腱和韧带骨附着点的炎症而出现跟骨、耻骨联合、坐骨结节、股骨大粗隆、脊椎骨突等部位的炎症，可在相应部位出现软组织肿胀、疼痛或压痛。胸肋关节、柄胸联合等部位附着点的炎症，病人可出现胸疼，咳嗽及喷嚏时增重，应与胸膜炎、心包炎等鉴别。

其他脏器及器官的表现可出现虹膜睫状体炎。心脏病变可出现主动脉瓣关闭不全、二尖瓣关闭不全、心脏扩大、房室传导阻滞等。肺脏病变多表现为双肺上部纤维化、囊状变，甚至空洞形成。肾脏损害主要表现为肾淀粉样变性和IgA肾病，可出现蛋白尿。肌肉系统的改变多为病变部位的肌群肌肉紧张与痉挛，为强直性脊柱炎早期功能障碍的原因之一。

查体

早期患者“4”字实验可呈阳性，骶髂关节可有压痛或叩击痛。腰椎活动受限，指－地距离增大。晚期患者病人可出现驼背，Schober 实验少于 3cm。颈部强直，枕－墙的距离及颌－柄的距离加大。髋关节受累髋关节内收或外展等活动功能受限，臀－地距离增大，髋关节有叩痛，过伸实验阳性。

实验室检查

可有轻度白细胞增高，活动期血沉增快，C－反应蛋白增高，类风湿因子阴性，HLA－B27 阳性。

X 线检查

骨盆正位片可见骶髂关节的炎症改变，由关节面的模糊不清、边缘密度增加、毛糙到关节面的侵蚀破坏，进而关节间隙狭窄、骶髂关节间隙消失、骨小梁通过，形成坚实的骨性融合。髋关节如受侵犯，可表现关节间隙毛糙、狭窄，皮质中断或缺损破坏，软骨下骨质囊状破坏。骨盆形态也可出现某种程度的畸形改变。其他如耻骨联合可出现缺损破坏，坐骨结节也可出现腮须样改变。腰椎小关节面模糊或消失，纵韧带钙化，侧位片则可见方形椎体或桶形椎体，晚期可出现典型的竹节样改变。

治疗

脊里药针治疗强直性脊柱炎不同发展阶段的治疗方案。

1）*一般治疗*　对一般确诊为单纯强直性脊柱炎或确立为未分化型脊柱关节病者可采用以下方法。

（1）体位和穴位选择。病人可取侧卧位并屈膝髋关节，与腰椎穿刺体位相同。穴位取督脉之腰阳关、悬枢、命门、脊中等穴。各穴交替使用。

（2）药物选择。一般采用强脊 1 号注射液，即丹参注射液 2ml、地塞米松 5mg，维生素 B_{12}500μg，加入生理盐水 15ml。如地塞米松有禁忌或不适用则应用强脊 4 号注射液，即丹参注射液 2ml、当归注射液 2ml、维生素 B_{12}500μg，加入生理盐水 15ml。

（3）疗程。5～7d 1 次，10 次为 1 个疗程。1 个疗程后，可每

1～3 个月治疗 1 次，以维持和巩固疗效，防止复发。

2）合并髋关节病损　如髋关节疼痛活动已明显受限或已纤维强直，行动已依靠拐杖或轮椅，X 线片表现髋关节间隙狭窄、关节面缺损破坏、股骨头囊状破坏等，脊里药针治疗可采用下述方法。

（1）进针部位。采用腰 5～骶 1、腰 4～腰 5、腰 3～腰 4 椎间隙，三穴交替使用。

（2）注入药物。采用强脊 3 号注射液，必要时调整利多卡因用量，以患肢出现麻木感无痛觉或下肢肌肉轻度无力为宜，但 1 次剂量不超 30mg（15ml），趁病人无痛和肌肉松弛的情况下，活动患侧下肢屈曲髋关节，活动幅度由小及大，逐渐加大活动病范围，以松解已纤维强直的髋关节。每周 1 次，一般可在 5 次治疗后髋关节可恢复自主性活动。以后继续应用强脊 2 号注射液，如有下肢无力和下肢肌肉萎缩，可加入加兰他敏 1ml。每 5～7d1 次，1～2 个疗程后，可改为 1～2 个月 1 次，坚持 2～3 个疗程。

（3）注意事项。本法治疗时必须注意以下事项：

A. 治疗时病人必须置头高脚低位，床头垫高倾斜 15°～30°角。以免麻醉液面上升引起呼吸心搏骤停。

B. 注入药物。采用强脊 3 号注射液，必要时调整利多卡因用量，以防患肢出现麻木感无痛觉。

C. 注药中要密切观察病人麻醉液面，若上升到腹部以上，应立即加大倾斜角度，防止麻醉液面上升。

D. 治疗前静脉输入液体，一般为 250ml 或 500ml 生理盐水，以备紧急情况发生时急救。

E. 治疗时备好氧气、呼吸机、插管设备、各种急救和心脏复苏药品和器械。

F. 注入利多卡因前可先注入丹参混合液（2 号）少许，至针感出现在患侧髋部后，证明针尖在硬膜外腔无误，然后再注入利多卡因。

G. 久病卧床，体质虚弱的病人，应特别予以注意，利多卡因最好从小剂量开始，比如注入3ml后观察一段时间的反应情况，在患侧下肢是否出现麻木感，再根据情况再行注入2～3ml。不要1次就给以5～10ml注入，以免剂量过大引起意外。

H. 病人在下肢麻木感消失后再离开治疗室。

3）颈背部疼痛 伴颈背腰僵硬感和脊柱已强直病人的脊里药针治疗。

（1）取穴及体位。穴位取颈6～7椎间隙、大椎、陶道、二椎下等穴位。体位以直腰头低伏案坐位。为病人舒适，头下可垫以枕头，此低头体位，椎间隙拉开而易于进针。

（2）注入药物。以当归注射液4ml、维生素B_{12}500μg、地塞米松5mg加入生理盐水15ml混合缓慢注入。

（3）治疗反应。在注药过程中，病人可在两侧或一侧上肢出现温热感，如注入药物过快可出现灼热感，兼有酸麻困胀等得气的感觉，此为正常反应，有时也可出现于背胸部，此反应并证明针尖确在硬膜外腔，针刺深度得当。注药中无此反应者可能系针尖未进入硬膜外腔，须重新调针。

（4）注意事项。

A. 进针时千万要掌握好进针深度，不可进针过深刺入脊髓内，除缓慢进针仔细体会穿破黄韧带的落空感外，还要勤做通气实验，并抽吸有无脑脊液溢出。注气不宜过多，仅1～2ml空气即可。实验注气需观察是否通畅无任何阻力。再以注药有无正常治疗反应为准。

B. 此处进针注药时常引起晕针反应，注药时应仔细观察病人，如有头晕、恶心、心慌、冷汗、面色苍白等反应，应立即停止治疗，起针后让病人平卧休息片刻即可痊愈。

C. 进针过程中病人如突感上肢或下肢某处有触电样感觉，说明针刺及脊髓或神经根，应迅速退针。调整针刺深度和方向后，抽吸无脑脊液再注入药物。

D. 病人治疗后必须在治疗室休息0.5～1h后方可离去。

E. 如不慎刺中脊髓，出现下肢无力等情况，应在该处硬膜外腔注入地塞米松 10mg，并静脉滴注维生素 B_1 和维生素 B_{12}、地塞米松 5mg 及能量合剂等，至症状消失。

F. 遇有颈短体胖椎间隙窄的病人，针刺不易进入，数次调针针感仍不满意时，不要勉强过多的调针，可休息 1d、2d 后再进行治疗，以免发生意外。

2. **药物治疗** 多同时并用以下药物和治疗。

（1）非甾体抗炎药。任选 1 种，如英太青、扶他林、萘普生、吲哚美辛（消炎痛）、布洛芬等。

（2）慢作用药。柳氮磺胺吡啶：为治疗强直性脊柱炎首选慢作用药，1d 2 ~ 3g 口服，多采用逐渐增加剂量的方式给药。如第 1 周 1 次 0.25g，1d 3 次，第 2 周 1 次 0.5g，1d 3 次，第 3 周 1 次 0.75g，1d 3 次。一般需连续服用 1 年以上。

（3）个别病人曾以甲氨蝶呤 10mg 加入 500ml 0.9% 氯化钠溶液内静脉点滴，每周 1 次；或用雷公藤多苷片 10mg，1d 3 次。

（4）中药治疗。例如秦息痛每次 5 片，1d 2 次。

（5）病人自我体育锻炼。鼓励病人加强自我功能锻炼，尤以活动腰、髋和颈部，以防脊柱强直与驼背，并加强下肢及髋关节活动度，防止髋关节粘连强直和下肢肌肉萎缩。

（6）病人不能自主活动的，由医护人员辅助给予屈曲伸展活动髋关节，逐渐加大活动幅度，直至恢复正常活动功能。但须注意强直性脊柱炎患者一般均有不同程度的骨质疏松，因此辅助活动手法宜轻柔和缓，不可使用暴力，生扳硬拽，避免造成新的骨质损伤，使关节活动幅度逐渐由小及大。

3. **疗效观察**

1）临床疗效统计 共治疗 1438 例，显效 1165 例占 81.02%，好转 228 例占 15.86%，无效 45 例占 3.13%。

2）治疗前后各项关节功能改善情况 见表 3。

表 3 治疗前后各项关节功能改善情况

	例数	Schober 实验/cm	手-地距离/cm	臀-地距离/cm	百米步行时间/s	呼吸差/cm	肺活量/ml	血沉/(mm/h)
治前	97	1.25±1.2	19. ±4.35	26.91±14.03	92.87±25.0	2.97±1.6	2870±437.6	64.3±21.87
治后	97	2.97±1.48	8.2±6.63	21.92±15.17	57.23±30.33	4.41±1.91	3318±375	21.1±16.33
T		8.0	4.87	3.87	4.22	6.63	5.73	6.33
P		<0.01	<0.01	<0.01	<0.01	<0.01	<0.01	<0.01

3）X 线观察　本组对 67 例有髋关节疼痛和 X 线病变者进行了治疗前后的 X 线观察，其中 X 线骨盆正位片表现不同病变者 53 例，此 53 例共 106 个关节中，表现髋关节单纯间隙狭窄者 16 个，表现髋关节间隙狭窄兼股骨头或髋臼囊状破坏、关节表面缺损破坏者 98 个，其余 14 例仅表现髋关节的明显疼痛和功能障碍，X 线尚无明显改变。

4）*治疗后*　14 例髋关节无病变除仅 1 例单侧髋关节间隙轻度狭窄外，其余 13 例经 1~5 年观察髋关节未出现异常病变，症状消失，功能正常。髋关节病变的关节中表现间隙增宽者 15 个关节，关节间隙毛糙转清晰者 6 个关节，表现股骨头囊状变和关节表面缺损破坏有修复好转者 10 个关节，共占 31.63%。病变稳定无进展者 53 个关节占 54.09%，病变恶化进展者 7 个关节占 14.28%。

5）*治疗前后残疾等级评估*　采用 STAMBROCKER FUNCTION INDEX 评估法，将残疾程度分为 4 级，即：

Ⅰ级：能适应各功能无困难地完成所有日常工作。

Ⅱ级：中度受限，尽管关节活动受限，但尚能完成正常活动。

Ⅲ级：明显受限，限于自己照料自己，正常职业或工作很少或不能完成。

Ⅳ级：限于轮椅或床上，不能自理生活。

治疗前后残疾评估结果见表 4。

表4 治疗前后残疾评估结果

	例数	Ⅰ例		Ⅱ例		Ⅲ例		Ⅳ例		拐杖
		例数	%	例数	%	例数	%	例数	%	
治前	67	20	29.85	17	25.37	22	32.83	8	11.94	14
治后	67	35	52.23	23	34.34	7	10.44	2	2.23	2
T		3.37		1.64		3.33		2.45		
P		< 0.01		>0.05		<0.01		<0.01		

病例列举

（1）早期治疗。已治愈的病例。

病例1：张某，男，16岁，学生，长安县人。1995年10月23日以双膝疼痛6年、双髋疼痛1月余之主诉入院。

患者于1989年8月无任何诱因，出现两膝关节疼痛，于1989年9月13日因长时间剧烈运动后出现腰痛，次日出现双髋疼痛并放射至大腿，弯腰、下蹲不能。曾以强直脊柱炎在外院以大剂量激素冲击疗法治疗月余无效，乃转入我科住院治疗。

查体：拄单拐步入病房，神志清，查体合作，除不能弯腰及下蹲外，心、肺、腹部检查均无阳性所见。“4”字实验阳性，骨盆分离实验阳性，挤压实验阴性，骶髂关节有明显叩击痛。

实验室及其他检查：白细胞$13.6 \times 10^9/L$，中性78%，淋巴22%。血沉26mm/h。抗“O”及类风湿因子阴性，HLA－B27阳性。X线骨盆正位片示骨盆倾斜，右侧骶髂关节有轻度侵蚀破坏，两骶髂关节模糊不清，左髋关节间隙轻度狭窄，髋臼欠光整。诊断为强直性脊柱炎。

入院后给予柳氮磺吡啶0.5g，1d 3次，萘普生0.2g，1d 3次，泼尼松（强的松）5mg，1d1次，青霉素640万U＋5%葡萄糖液，静脉点滴。于住院第3d做脊里药针治疗，治疗后当日下午疼痛可减轻6~7成，不拄拐可下地行走，但仅维持半天后两髋又复疼痛，行动仍需用拐。第2次治疗后疼痛可缓解1d，第3次治疗后疼痛可缓解2d，第3d虽又出现疼痛，但至第4d又复减轻，已不用拐杖可以上下楼。10 次治疗后关节已无疼痛，活动自如。并逐渐停服泼尼松（强的松）无任何不良反应。予 12 月 20 日症状完全缓解出院。

出院后继续在门诊进行脊里药针治疗，每月 1 次，共治疗 15 次后，于 1996 年 3 月复查骨盆正位片，发现骶髂关节及髋关节病变均已恢复正常，随后又于 1997 年、1998 年、2001 年数次复查 X 线骨盆正位片骶髂关节及髋关节均保持正常。现已随访 8 年症状无复发（图 25A、B、C）。

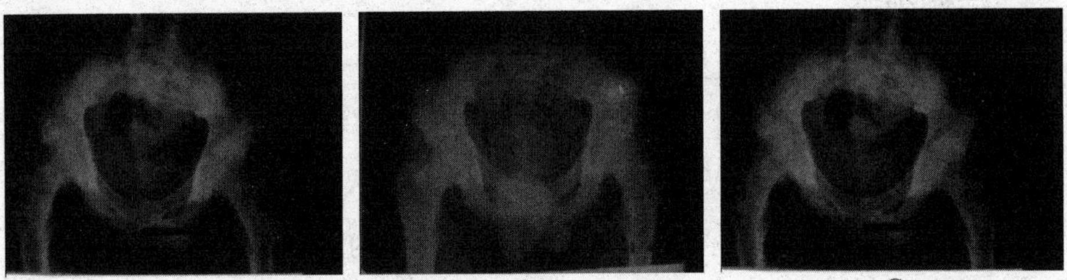

A　　B　　C

图 25　治疗前后骨盆 X 线骶髂关节改变

A. 治疗前双骶髂关节间隙模糊，关节面轻度侵蚀，左髋关节面毛糙，间隙轻度狭窄。B. 治疗 5 个月后骶髂关节、髋关节病变恢复正常。C. 5 年后复查，X 线片正常。

病例 2：吴某，男，14 岁，学生，陕西省礼泉县人。1998 年 9 月 9 日以左髋疼痛 3 周，伴踝关节肿痛 1 周之主诉入院。

患者于 3 周前无明显诱因感左髋部疼痛，向腰背部放射，渐及左腹股沟疼痛。当时行走不能，休息后不能缓解，与劳累、天气变化无关。曾在我院门诊以强直性脊柱炎给予柳氮磺胺吡啶等药物治疗，效果不明显。近 1 周来发现左踝关节红肿疼痛，左腕关节疼痛，屈曲不能。发病以来患者感头昏、乏力、食纳差，为进一步诊治来我科住院治疗。

查体：发育正常，形体消瘦。五官、胸、腹检查无异常发现，左侧“4”字实验阳性，直腿抬高实验阳性，左手腕关节压痛，右手拇指掌指关节压痛，左踝关节红肿、压痛、皮温高于右侧。骶髂关节有压痛。手 - 地距离 13cm，臀 - 地距离 10cm，Schober 实验 3.5cm。

实验室检查：血、粪、尿常规正常，血沉 70mm/h，抗“O”及类风湿因子阴性，HLA－B27 阳性。X 线骨盆正位片：两侧骶髂关节及髋关节骨质未见明显异常。CT 检查：两骶髂关节不对称，左耳状关节面毛糙。并有缺损破坏，间隙增宽。诊断意见：符合骶髂关节炎改变。

治疗经过：入院后给予柳氮磺胺吡啶 0.25g，1d 3 次，1 周后改为 0.5g，1d 3 次。英太青 50mg，每晚 1 次。秦息痛片 3 片，1d 2 次。5% 葡萄糖 250ml＋丹参注射液 6g，静脉点滴，1d 1 次。于住院第 2 日开始进行脊里药针治疗，治后第 2 日左髋左踝疼痛明显减轻，左踝肿胀消失，治疗 6 次后，症状完全消失，左踝关节无肿胀、压痛，血沉降低为 27mm/h。患者家长要求出院后门诊继续进行脊里药针治疗。在门诊每 2 周行脊里药针治疗 1 次，共治疗 15 次，在治疗 1 年后复查 CT 片复查，发现原 CT 改变有显著进步，骶髂关节面缺损破坏基本修复，仅在第 3、4、5 层面见骶髂关节髂面毛糙，此后患者至今保持无任何症状，每 3 个月复诊 1 次，每年复查 CT 扫描片，已连续 12 年，保持无症状，CT 检查保持原有进步（图 26A、B、C）。

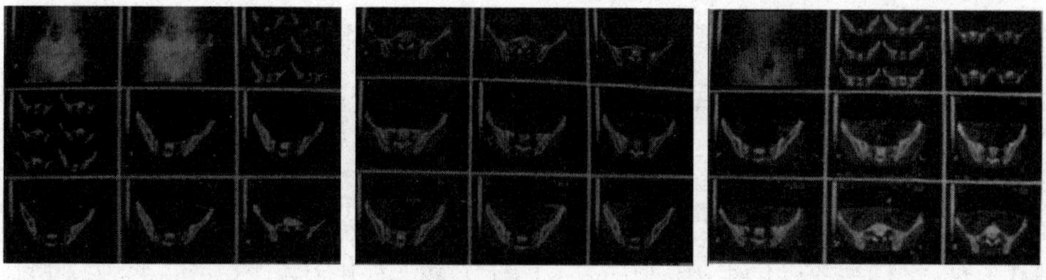

A B C

图 26 治疗前后及治疗 1 年后骶髂关节 CT 改变情况

A. 治疗前骶髂关节 CT 结果显示为关节面虫蚀样改变。B. 治疗 1 年后复查 CT 结果显示为骶髂关节面基本修复。C. 治疗后 12 年复查 CT 结果显示为骶髂关节面修复后再未进展。

（2）髋关节严重病损。生活已不能自理病人得以恢复生活和工作能力。

病例 3：患者赵某，女，24 岁，新疆克拉玛依邮电局职工。

1994年6月8日以左膝疼4年，左髋疼1年，生活不能自理半年之主诉入院。

患者于4年前出现左膝疼痛，能行走，于1年前伴发左髋疼痛，在当地医院住院，给予抗风湿及激素治疗，泼尼松（强的松）60mg/d，因突然停药而致病情加重行动困难，需拄双拐。于1994年3月入住我院风湿科治疗，3个月来症状虽有所好转，但行动仍需靠双拐，复查骨盆正位片，右髋关节轻度狭窄，左髋关节仍明显狭窄并有囊状破坏，与常规治疗前病变无明显好转，乃转入我科行脊里药针治疗。

入院时查体：体胖，满月脸，拄双拐进入病房，五官、胸、腹检查无阳性所见，左下肢不能站地，肌肉萎缩肢体变细。关节无肿胀，两髋关节有叩痛，弯腰、下蹲活动受限。

实验室检查：血、粪、尿常规正常，血沉10mm/h，抗“O”阴性，类风湿因子阴性，HLA－B27阳性，C－反应蛋白<10，抗ENA抗体阴性，ANA阴性，抗dsDNA抗体阴性，骨矿：BMC/BW 0.593。X线骨盆正位片：骨盆倾斜，两侧骶髂关节面狭窄毛糙，间隙模糊，近乎消失。右髋关节间隙轻度狭窄，左髋关节间隙明显狭窄，腰椎小关节面模糊。诊断为强直性脊柱炎。

治疗经过：入院后仍继续服用柳氮磺胺吡啶0.75g，1d 3次，萘普生2片，1d 3次，盖天力2片，1d 3次。痹证5号50ml，1d 2次，5%葡萄糖500ml＋654－2注射液，10～30mg，静脉点滴，1d 1次。脊里药针每5d 1次。并给予按摩和功能锻炼。脊里药针于第1次治疗后左髋疼痛即明显减轻，3次治疗后即能下地行走，5次治疗后即可丢掉拐杖，慢慢行走，但有明显跛行。6次治疗后能下蹲，指－地距离46cm，臀－地距离35cm。8次治疗后步行姿势较前明显好转。治疗第13次后已治疗3个月，左髋疼痛轻微，丢掉双拐可自由行走，活动自如，生活已能自理，下蹲进步，臀－地距离18cm，手－地距离10cm，复查骨盆正位片，左髋关节间隙较脊里药针治前片已有明显好转，关节间隙增宽囊变缩小。以后继续进行脊里针治疗共 24 次，共住院 6 个月，步行稍有跛行外，一切活动正常，患者基本康复出院。出院 3 年后复查骨盆正位片，保持原有疗效（图 27A、B、C）。

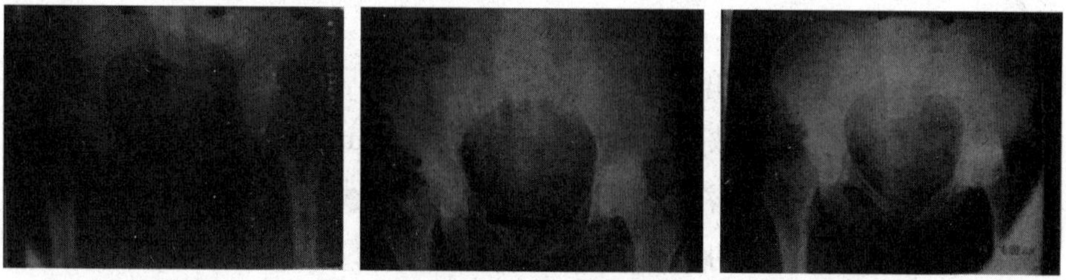

A　　B　　C

图 27　治疗前及治疗 1 年后骨盆 X 线改变情况

A. 治疗前骨盆 X 线片显示为骶髂关节面虫蚀样改变，左髋关节间隙明显狭窄，股骨头有囊状破坏。B. 治疗 3 个月后复查 X 线片显示为左髋关节间隙增宽。C. 3 年后复查 X 线片显示为左髋关节病变无进展。

病例 4：患者张某，男，29 岁。陕西省干县人，农民。1994 年 9 月 26 日以腰髋疼痛 20 年，颈部僵硬 2 年之主诉入院。

患者于 20 年前，因居住潮湿环境引起右膝、右关节肿胀疼痛，并逐渐发展至腰、右髋部疼痛，经服用保泰松、泼尼松（强的松）等药物治疗症状不见减轻。1992 年在我院门诊诊断为强直性脊柱炎。近 2 年来症状加重，晨僵明显，行动不便，走路跛行，颈部僵硬，左右旋转困难。已有 2 年不能参加劳动乃住院治疗。

入院时查体：发育营养一般，跛行步入病房。驼背，五官、胸、腹检查无异常，颈活动受限，低头 30°，仰头 60°左右侧曲颈各为 5°，Schober 实验 1cm，指 - 地距离 21cm，臀 - 地距离 18cm。

实验室检查：血、粪、尿常规检查正常，抗“O”阴性，类风湿因子阴性，血沉 40mm/h，HLA - B27（+），X 线骨盆检查示骨盆明显变形，两侧骶髂关节基本融合，两髋关节间隙明显狭窄，并有囊变。腰椎正侧位片示腰椎侧弯，小关节面消失，后纵韧带及侧韧带钙化明显。诊断为强直性脊柱炎（晚期）。

治疗经过：入院后给予柳氮磺胺吡啶 0.75g，3 次/d，萘普生 2

片，3 次/d，施尔康 1 片，1 次/d，脊里药针治疗 5d1 次。脊里药针治疗当日疼痛即见明显减轻，第 2 次治疗后腰髋疼痛可减少 6 成，Schober 实验增加为 2cm，指 - 地距离降为 18cm，臀 - 地距离降为 14cm。治疗 5 次后腰髋疼痛基本消失，颈部活动基本正常。步态恢复正常，驼背好转。治疗 9 次后症状基本消失，身高较前增加 3cm，驼背已明显好转。Schober 实验 2cm，指 - 地距离 10cm，臀 - 地距离 13cm，血沉复查为 20mm/h。X 线片复查，腰椎侧弯有好转（图 28A、B），股骨头囊状破坏较前缩小。于同年 11 月 7 日症状完全消失出院。出院后继续在门诊进行脊里药针治疗，每半月至 1 月 1 次，以巩固疗效，自出院后即可参加一般农业劳动至今。

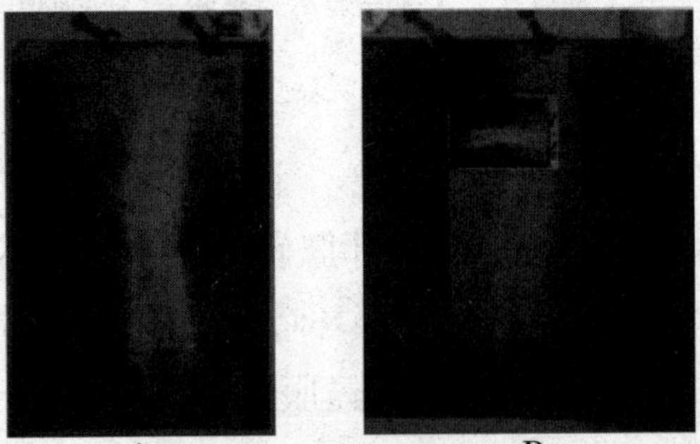

A　　B

图 28　脊柱侧弯治疗前后影像学改善情况

A. 治疗前腰椎 X 线片显示为腰椎侧弯明显。B. 治疗 3 个月后腰椎侧弯较前好转。

从上述病例中可以看出，脊里药针治疗强直性脊柱炎的特点是，早期病变特别是少年患者部分病人确可治愈，而且在十年内未见复发。对于中、晚期患者，也可缓解症状、稳定病情、改善关节功能。合并髋关节病变者，只要关节尚未骨性融合，即使已纤维强直，近半数也可部分或完全恢复关节功能，而且仅在 3 个月内便可在 X 线片见到关节间隙及骨质破坏等病变的好转。部分驼背畸形者，不能完全恢复正常，但也可见明显改善。

而且祖国医学认为，“督脉为病，脊强返折”“脊骨痛连腰胯，膝无力，动则气喘，立则伛偻”，这些描述与强直性脊柱炎症状很相似。而督脉功能为诸阳之海，总督一身之阳经，督脉不仅与手足三阳经交会而且与全身阳经均有联系，且督脉之气通过络脉又与任脉、冲脉相通。即总统一身之阳气，络一身之阴气。督脉出属带脉，横贯腰腹，沟通腰部和腹部的脉气。也通过络脉与人体前后横向均有联系。更重要的是，督脉行于脊柱里，上行入脑，与脑和脊髓有密切的联系。脑为“元神之府”，经脉的神气活动也要受脑的管辖，因此督脉脉气可以影响全身，故有“总督”之称。而且督脉下络肾，而肾主骨生髓藏精。古人云：“凡人一身之骨，最大者脊骨也……且为一身之主骨也。”是肾之精的主要通道。督脉为病则出现经脉所行部位受病即脊柱部位出现腰背的疼痛与脊柱的僵硬与强直或至佝偻驼背畸形。肾主骨，督脉贯脊属肾，肾精的盛衰关系着骨的生长发育与骨的坚强脆弱，若肾精骨髓不足，筋骨失养骨髓空虚则易感外邪发生痹病。因此强直性脊柱炎的病因病机为肾精不足，督脉空虚闭阻所致。治疗则以补肾通督为原则，补肾通督而扶正，祛寒湿而匡邪。脊里药针针刺并注药于督脉，可通经活络，疏通督脉经气。通则不痛，督脉气血通畅，则一身之阳气充沛，有增强肾阳之效，药物有活血化瘀、调和阴阳之功，促使督脉通畅，肾精充沛。因而其病自可痊愈。

本法治疗强直性脊柱炎特别是对合并髋关节病变有独到的疗效。而髋关节病变又是此病致残的重要原因。在治疗中我们体会到，早期髋关节功能障碍往往是由于髋关节滑膜炎症引起的剧烈疼痛而招致肌肉等软组织痉挛所致。之后失去运动功能的关节则进一步因为病变部位的小血管痉挛而缺血，致使关节骨组织受损而破坏，甚至因关节融合强直而致残。这是由于疼痛常常影响身体的防御机制，反射性招致肌肉等软组织痉挛，致使防御区关节的功能障碍，形成这样一种疼痛循环，即炎症引起的疼痛→防御反应→软组织及小血管痉挛→关节局部缺血缺氧→疼痛和炎症加重→功能障碍→关节骨组织受损。这种疼痛循环常伴有身体内局部的或全身性的变化，如循环减弱、供氧减少、淋巴清除作用减弱、营养供应减少、代谢增加及代谢产物增加、肌肉疲劳及炎症加重等，这些因素常常使疼痛复杂化。如防御过程产生的肌肉紧张状态和小血管痉挛导致受累区域供血减少或呈缺血状态，伴随肌肉紧张也导致代谢产物的增加，而缺血和循环能力的减弱，又可导致代谢产物和致痛物质如徐缓激肽、5－羟色胺、P物质、前列腺素E等的浓缩与堆积，特别是前列腺素E有显著的增强炎症和加强致痛的作用，而使炎症及疼痛加重。这种由疼痛招致的恶性循环可能是使强直性脊柱炎髋关节病变由轻而重，进而融合强直和致残的重要因素。如果在髋关节尚未形成骨性融合前，或更早期即打破这种疼痛的恶性循环，就能较快地恢复关节活动功能和防止病变的进一步发展。我们常常观察到脊里药针第1次治疗后，弯腰及下蹲功能以及髋关节的活动功能可当天好转，其原因可能是疼痛的迅速缓因而缓解了肌肉等软组织痉挛，使关节活动功能立即改善所致。

脊里药针不仅具有迅速和显著的镇痛作用，这种镇痛作用不仅可立即减轻强直性脊柱炎病人的痛苦，使病人建立起战胜疾病的信心，是打断疼痛的恶性循环首要条件，而且它还具有打断这种恶性循环的其他重要条件，即在迅速缓解疼痛的同时，其对神经的整合功能、调节自主神经功能、增强免疫功能，以及丹参、地塞米松等药物作用相协同，便可迅速解除肌肉等软组织痉挛和小血管痉挛，进而迅速消除炎症、改善病变部位的血液循环，增强抗病能力。循环的改善，氧及营养物质增加，代谢产物随之清除，因而疼痛不仅可持续缓解，关节功能也随之改善，也可促使病变愈合过程的建立。这就是脊里药针治疗强直性脊柱炎不仅镇痛作用持久，也能很快改善关节活动功能，并可逆转髋关节及骨组织病变的重要原因。而且仅在3个月后，在X线片上可见病变的修复与好转，其疗效可迅速达到令人难以置信的程度。

非甾体抗炎药或其他的镇痛药物虽也有一定疗效，但由于它们不具有脊里药针那种强烈和持久的镇痛作用，更不具有整合神经功能、缓解肌肉等软组织痉挛、改善微循环、调节免疫功能等综合治疗作用，也不具有脊里药针更强的消炎作用，因而其疗效是单纯药物治疗所不能达到的。

第二节　类风湿关节炎

类风湿关节炎（raheumate arthritis，RA）是一种以关节滑膜炎为特征的慢性系统性自身免疫性疾病，早期表现为对称性多发性关节炎，病程呈进行性，且呈自发性发作和自动缓解，并最终导致关节畸形、强直和不同程度的功能障碍或功能丧失；并可侵犯心、肺、血管、眼睛、神经系统等多脏器及器官。

病因病理

类风湿关节炎的病因至今尚未完全明确，目前认为类风湿关节炎是多种因素诱发机体的自身免疫性疾病，就是说免疫系统不能识别自身的细胞或组织而加以排斥和破坏引起的疾病。一般认为是在特定的遗传背景下通过持续抗原刺激而发病，但致病抗原尚未确定。也有人认为与微生物感染、遗传、内分泌、风寒潮湿、精神创伤等因素有关。

类风湿关节炎首先主要侵犯的是关节滑膜，基本病变是滑膜炎。并逐渐地使滑液囊、软骨下骨质、关节囊、韧带和肌腱均受累。比较严重的病人，还可出现关节以外的病变，如皮下的类风湿结节、类风湿血管炎、类风湿心脏病、类风湿胸膜炎以及肺部、神经系统损害等。

临床表现

本病多见于20~60岁的女性，45岁为顶峰，以中年女性多见，男女之比1:2~4。

1）起病形式　约70%为隐匿型发病，即无全身症状，局部症状也较轻微，约10%为急性发病，即以突然发热和明显的全身症状起病，初发症可先于关节症状数周或数月。

2）关节表现　早期可表现为1个或2个关节僵硬，活动时疼痛，但关节外观无异常，以后逐渐出现肿胀。急性起病者可多个关节同时肿胀，自发性疼痛，呈游走性。以后可发展成对称性多关节炎，表现为红、肿、热、痛及功能障碍。关节受累常从四肢小关节开始，以后累及其他关节，以近端指间关节最常发病，常呈梭状肿大。其次为掌指（趾）、腕、膝、肘、踝、肩及髋关节等。大关节受累常出现关节积液。多表现有晨僵，即晨起时关节僵硬，经肢体缓慢活动，至午后可见减轻。晨僵的程度可作为估计病变活动的指标。

后期表现病变发展转为慢性，由于滑膜增厚，血管翳形成，并侵蚀破坏软骨和软骨下骨质。最终导致关节发生畸形、强直和功能丧失。此时患者生活往往不能自理、行走不便或卧床不起，即形成关节残废。

3）其他表现　其他常出现皮下类风湿结节；胸膜及肺部的病变，如胸膜炎、单发或多发肺部结节性病变、弥漫性肺间质纤维化等；眼睛常合并巩膜炎、虹膜炎、脉络膜炎、干性结膜角膜炎等；贫血是本病常见表现，多表现为正色素、正细胞性贫血，也可侵犯心脏，引起心包炎、心肌炎或心脏瓣膜病变；肾脏可引起肾淀粉样变性而出现蛋白尿；神经肌肉系统可引起末梢神经炎以及肌肉萎缩等。

实验室检查

血沉增快，C－反应蛋白阳性，类风湿因子阳性，抗CCP抗体阳性，免疫球蛋白IgG、IgM、IgA均升高，免疫复合物升高，部分病人抗核抗体可呈阳性。

X线检查

早期手足小关节周围软组织可呈梭形肿胀，随着关节软骨的破坏，关节间隙狭窄，关节面骨皮质出现细小的囊状骨质糜烂缺损，具有一定的诊断意义。至晚期骨质脱钙严重，呈普遍性骨质疏松。关节部软组织肿胀消失，肌肉萎缩，可发生关节半脱位。在掌指关节处，手指偏向尺侧颇具特征性。严重时可呈鸡爪手。骨糜烂区由硬化而愈合，其边缘仍可不完整，关节间隙狭窄，甚至消失，呈纤维或骨性强直，常见于腕关节和腕骨间关节。其他如髋、膝、肩、跟骨等都可发生类似病变。

诊断标准

典型的类风湿关节炎确定诊断需要下列 7 条标准，有关节症状的 1 ~4 项至少持续 6 周以上：①晨僵至少 1h；②3 个或 3 个以上的关节肿胀；③腕掌指关节或近端指间关节肿胀；④对称性关节肿胀；⑤皮下结节；⑥手 X 线的改变至少有骨质疏松和关节间隙狭窄；⑦类风湿因子阳性（滴度≥1∶32）。

确诊类风湿性关节炎这 7 条中需具备 4 条以上。

治疗

1）*脊里药针疗法*　本法治疗适用于因各关节疼痛严重、肿胀，药物常规治疗效果不佳者或因肌腱挛缩而关节屈曲不能伸展功能严重受损的病例。

病变在指、腕、肩关节和颈椎病变：

（1）针具：选 6 号针体并附带细导管之脊里注射针。

（2）选穴：大椎、陶道、二椎下或颈 6 ~7 之棘突间进针。

（3）药物组方：当归注射液 4ml、地塞米松 5mg、维生素 B_{12} 500μg 及强脊 1 号注射液或强脊 4 号注射液。

（4）5d1 次，10 次为 1 个疗程。

病变在下肢如髋、膝、踝、趾等关节病变：

（1）针具：以 6 ~7 号附带滤过导管之脊里注射针。

（2）选穴：以脊中、命门、阳关上、腰阳关、阳关下等穴位进针，各穴可交替使用。

（3）药物组方：丹参注射液 2ml、地塞米松 5mg、维生素 B_{12} 500μg、生理盐水 10 ~15ml 及强脊 4 号液。肌肉萎缩及下肢无力加入加兰他敏注射液 1ml。膝、踝等关节肿胀明显，疼痛严重的病例地塞米松可加至 10mg。

（4）对膝、髋关节已纤维强直或肌腱挛缩，关节功能已严重受损的病例，在强脊1号液注射后，针感确实已放射至患者髋部或下肢，证明针尖已在硬膜外腔无误，可加注利多卡因5～10ml，以感到下肢麻木感，知觉减退或无痛为准，然后辅以按摩疗法，逐渐加大关节的活动幅度，直至恢复关节活动。但应注意利多卡因注入后的反应，置头高脚低位，防止麻醉面上升到下腹部以上，而产生全脊麻严重后果。

(5) 疗程：5～7d 1次，10次为1个疗程。

2) 其他治疗

(1) 可以同时服用非甾体抗炎药。如芬必得、英太青、扶他林、萘普生等其中的一种。服用中药制剂如秦息痛或正清风痛宁、雷公藤多苷等。如已应用免疫抑制剂可以继续应用。

(2) 中药疗法。也可采用中药外敷疗法、中药熏蒸疗法、中药浴疗法等。

(3) 关节内积液久治不愈者。也可在严密消毒条件下，抽出积液后注入甲氨蝶呤注射液、糖皮质激素等药物。

疗效观察

以此疗法共治疗类风湿性关节炎126例，显效43例占34.13%，好转76例占60.32%，无效7例占5.56%。

病例列举

病例1：患者孔某，男，32岁，安徽省淮北市建设银行干部。2000年6月11日以踝、膝、指关节痛已近20年，行动困难已3年之主诉入院。患者自15岁时即感两踝关节疼痛，伴有肿胀，继则两膝及两手指关节疼痛肿胀，虽经当地医院按类风湿关节炎予以各种药物治疗，但病情却日益增重。自1997年始两膝关节逐渐挛缩畸形，两腿不能平伸，站立不端不稳，依靠拐杖行动也很困难。遂慕名来我院就医。入院时扶入病房，行动非常困难。表情痛苦。检查身高1.61m，双肩活动受限，双肘屈曲畸形。双手指背伸受限，双手第4、5指呈“纽扣花”畸形。双髋关节活动受限，髋关节屈曲75°，两膝关节挛缩畸形并肿胀，膝关节直伸130°。双踝肿胀压痛阳性，双足稍外翻，其余趾关节屈曲畸形。血沉70mm/h，HLA-B27阴性，类风湿因子阳性。X线片示双手小关节及左手无名指近指关节畸形，双腕关节间隙狭窄，关节面毛糙。双足跖趾关节间隙变窄，关节面欠光整。双膝、踝关节间隙变窄，关节面欠光整，以膝关节明显，伴关节面下骨质缺损。骨盆变扁倾斜，双骶髂关节稍窄，关节面欠光滑，双髋关节间隙变窄，关节面模糊，左侧髋关节股骨头关节面下方见小囊状透光区。入院后给予秦息痛、来氟米特等抗风湿治疗，并请外科会诊手术矫正膝关节畸形，但病人拒绝手术治疗，不得已乃试以脊里药针，并加用利多卡因10～20ml麻醉，借痛觉减弱和肌肉松弛之机，再经手法按摩，逐渐矫正膝关节畸形。经脊里药针第1次治疗后，疼痛感明显减轻，第2d晨即可自己洗脸。此后每隔5d1次，治疗达25次，病人关节疼痛逐渐消失，各关节肿胀基本消失，活动度逐次增加，尤以髋、膝关节活动度增加明显，患者身高由入院时1.61m增至1.67m，髋关节可弯曲90°，膝关节几乎可以伸直，由屈曲畸形130°增至165°，不用拐杖完全可以自由活动。血沉降至6mm/h，不仅自理生活而且恢复了轻工作。

病例2：患者王某，女，33岁，河南许昌市人。2003年2月20日以四肢关节肿痛2年加重1年之主诉入院。患者于2年前无明显诱因逐渐出现双足底疼痛，行走时加重，继则发展到双肩、双肘、双腕、双手指关节以及双膝关节肿胀疼痛，晨僵3～4h，伴发热，体温在38℃以下，曾以类风湿关节炎之诊断服用各种药物治疗，病情却日渐严重，指关节渐呈梭形肿胀，双肘肿胀屈曲变形，双膝关节肿胀不能屈曲，行走站立困难，乃来我院求治。

入院时查体：面色苍白，营养欠佳。步履艰难蹒跚，双膝肿胀周径33.5cm，不能屈曲，双肘关节肿胀，双腕、双手指关节肿胀压痛阳性，功能均明显受限，双足蹲趾红肿压痛阳性。血沉107mm/h，抗“O”阳性，类风湿因子阴性，双手、双膝关节X线片均显示关节腔狭窄，关节面有骨质破坏。诊断为类风湿关节炎。

入院后即给予秦息痛、泼尼松（强的松）、甲氨蝶呤、骨质糖浆等中西药物治疗，疼痛虽有所减轻，但关节肿胀不见消退，下床行动仍很困难。遂给予脊里药针治疗，首次治疗后各关节疼痛明显减轻，但第3 d后又复疼痛，又经5次治疗关节疼痛基本消失，肿胀明显消退，功能基本正常，精神状态良好，下床活动自如。血沉降至63mm/h。出院后继续在门诊做脊里药针治疗5次。疼痛及关节肿胀完全消失，可自由活动，血沉降至30mm/h。

第三节　腰椎间盘突出症

腰椎间盘突出症系腰椎间盘退变后凸起或因外力损伤使纤维环破裂，髓核从纤维环的缺损处向后突出，压迫脊神经根或马尾神经，引起腰疼、下肢痛或膀胱直肠障碍等为特点的病症。

椎间盘的解剖

椎间盘位于2个椎体之间。椎间盘由软骨板、纤维环和髓核3部分组成。软骨板在椎间隙各有1块，附着于椎体的上、下面护椎体并防止髓核突入椎体内；纤维环由致密的纤维组织和纤维软骨组成，周围和上下由软骨边缘与上下椎体紧密连在一起，纤维环前宽后薄，后侧中央有后纵韧带加强，后中线两侧比较薄弱，故髓核容易向后突出；髓核是一种含有黏多糖软骨和水分的灰白色胶状物质，正常在椎间盘的中心偏后。在青少年时期，水分较多，故富有弹性。

椎间盘的生理病理作用

椎间盘的主要作用是缓冲直立姿势时的各种震力，并且协助脊柱自由活动。在每1次脊柱前后弯或左右侧弯时，椎间盘的髓核发生或多或少的活动，例如在向前弯腰时，髓核向后移动；在伸腰时，髓核向前移动。又由于椎间盘内部含有水分，并随年龄的增长，椎间盘内所含的水分会逐渐减少，因此丧失弹，容易诱发退行性变。多数学者认为椎间盘突出主要是由于创伤所引起。又因为在劳动中腰部的负担最重，活动度也大，所以下腰部椎间盘承受的压力最大，故腰椎间盘后突的发生率最高。因此，外伤性积累性劳损是引起腰椎间盘后突的原因之一。髓核从纤维环后部破裂，或从软弱处突出，使纤维环和后纵韧带绷紧，并向后膨出，压迫邻近神经根，而引起腰腿疼。其突出的类型有：①旁侧突出：比较常见。一侧神经根受压，向后移位；②中央型椎间盘突出：两侧神经根及马尾神经均受压；③椎间盘完全脱出：通过后纵韧带、纤维环破裂，突出至椎管内，呈游离体，两侧神经根及马尾神经可受到广泛挤压。

临床表现

1）病史　此病的发病率中年最高，青壮年得此病者多为急性创伤。老年髓核退行性变，髓核变小。过去有创伤史者占 39% ~40%，半数以上无明显创伤史，但有长期性劳损史。

2）主要症状

（1）下腰疼：绝大多数病人有腰痛，这是因为突出的髓核压迫纤维环和后纵韧带，刺激环内的痛觉纤维。疼痛轻重不一，严重时可影响腰部活动。当咳嗽、打喷嚏、解便增加腹压时，可使静脉压增加，从而增加脑脊液的压力，加重对神经根的压痛，使腰部疼痛加重。

（2）下肢放射性神经痛：腰椎间盘突出病人多数在开始有腰痛，不久腰痛减轻，下肢出现放射痛，这是因为当髓核进一步后突后，原来处于紧张状态的纤维环破裂，使其上的痛觉纤维张力减低，故疼痛减轻；也可因为髓核进一步突出，经过后纵韧带直接压迫神经根，故腿痛加重。疼痛往往自臀部开始逐渐伸延至小腿后侧、后外侧及足底外侧。当行走站立或咳嗽时，也同样加重放射性痛。

（3）麻木感：病程较久的患者，在小腿外侧和足外侧常常有主观的麻木感。

3）体征　腰椎间盘突出症在急性发作时，椎旁肌肉紧张，可引起步态僵硬，身体前倾、前屈10°~20°。患者有腰肌痉挛，患侧骨盆向上移，下肢多呈略屈姿势，常用脚尖着地。患者用手扶住臀部，缓慢跛行。重症患者不能平卧。任何活动都会增重病人的疼痛。检查时可有以下体征：

（1）脊柱偏斜：这是很重要和常见的体征之一。若后突的髓核处于神经根的内侧，则患者躯体多斜向健侧，如果后突的髓核处于神经根的外侧，则躯干多斜向患侧。因受压神经根可离开突出的髓核，从而减轻其压迫症状。同样原因，患者在侧卧时，患者常喜欢左侧位或右侧位，同时屈曲两腿，使神经根放松，而减轻疼痛。

（2）直腿抬高实验：其方法是让患者仰卧，检查者一手握住患肢踝部，另一手置其大腿前方，使膝关节保持伸直位，向上抬高其腿，达一定角度时患肢出现疼痛或抬高有阻力时为阳性。如检查时有小腿外侧放射痛，有足背直达踇趾的麻木感或放射痛，或有直达踝部、足跟的疼痛，则为典型的直腿抬高实验阳性。但此实验阴性者并不能排除椎间盘突出症。

（3）坐骨神经压痛：沿坐骨神经的经路，自臀至大腿后方腘窝、腓骨头下方，至内外踝后方，这些部位可有压痛。

本病应与椎管狭窄、马尾肿瘤、脊椎滑脱、腰椎结核、骶髂关节炎、腰椎增生性病变、梨状肌损伤综合征加以鉴别。

诊断要点：①典型的病史和临床症状；②直腿抬高实验或直腿抬高加强实验阳性；③腰椎正侧位片可见腰椎平坦，侧突改变，椎间隙狭窄或椎间隙左右不对称，有轻度滑移等；④CT检查可见膨出或突出髓核压迫脊髓的程度，并确定突出的位置及其类型。

影像学检查系诊断腰椎间盘突出症的重要手段。正确的诊断又必须将临床表现与影像学检查结合起来，仅以影像学检查为诊断依据是不正确的。仅有影像学检查而无相应的腰椎间盘突出症表现，不能诊断为腰椎间盘突出症。

脊里药针治疗

（1）取穴：根据患病部位取穴，若病变在腰椎4~5出现椎间盘脱出，即由腰 4 ~5 椎间隙选穴进针。

（2）注入药物：地塞米松 10mg、丹参注射液 2ml、维生素 B_{12} 500μg，如有患肢麻木或患侧肌肉萎缩加入加兰他敏 1ml。

（3）针刺注入药物时，要求在患肢出现酸麻困胀等感觉为针感满意，进针方法及注意事项前已述及。

（4）注入药物后要求病人要平卧休息 1h 后方可离去，并在回家后继续卧床休息。直至病愈。

（5）治疗期间不服任何镇痛药物。

疗效观察

以此疗法共治疗腰椎间盘突出症 274 例，镇痛疗效达优者 115 例占 41.97%，良 106 例占 38.69%，可 38 例占 13.87%，差 15 例占 5.47%。

病例列举

患者张某，男，30 岁，西安市秦川机械厂工人。2002 年 6 月 12 日因工作不慎闪腰后腰部剧痛，伴右下肢放射性疼，不敢翻身活动，严重影响睡眠。曾经厂医进行牵引兼按摩手法复位无效，乃来我院求治，经检查右腿直腿抬高实验阳性，经 CT 诊断为 $L_{4\sim5}$ 椎间盘突出症。要求脊里药针治疗，首次治疗时由两人架扶进行治疗室，治疗 30min 后疼痛即明显减轻，可自行走出治疗室，当晚疼痛消失，病人安然入睡，后又经 2 次治疗后症状完全消失。至今已 1 年余未再复发。

第四节　退行性关节炎

退行性关节炎又名肥大性关节炎、增生性关节炎、骨关节炎或骨关节病等，是一种好发于老年人以软骨退行性变引起的以骨质增生为主的一种慢性关节炎。可分为原发性退行性关节炎和继发性退行性关节炎，本文介绍的是指原发性退行性关节炎。

病因病理

本病病因尚不十分清楚，一般认为其发病受年龄、遗传、体质和代谢及自身免疫功能的影响，由于关节软骨的退性、损伤，关节软骨变薄，关节周围韧带松弛，关节不稳，在负重和运动时可产生非生理性微动、摩擦，刺激软骨膜过度增生，形成软骨性骨赘，再进一步骨化，使关节边缘变成“唇样”改变，从而限制了关节的运动。

典型的病理改变为关节软骨发生退行性变。

临床表现

病人多为45岁以上的中老年人。本病无全身症状，起病缓慢。最早突出的症状是受累关节的酸痛，持续性或活动时突然剧痛，活动多时疼痛增重，休息则可减轻。病情严重时休息也感疼痛，甚至影响睡眠。受累关节可发生肿胀和关节腔积液。寒冷、潮湿可使疼痛加重。受累关节常在晨起和休息后开始活动时产生僵硬感，开始活动时比较困难，且伴以疼痛；短时间活动以后，此僵硬感可减轻或消失。晚期可发生关节变形、活动受限，但很少发生强直。常受侵犯的关节为手指、膝、髋、腰椎及颈椎。其他如肘、腕、踝关节较为少见。发生在颈椎者也称为颈椎病，发生在腰椎者称为增生性脊柱炎或老年肥大性脊柱炎（后两者另章叙述）。

体征：位置较浅的关节可见骨性粗大及肿胀，可触及关节边缘增生物或关节内游离体，滑膜丰富的关节如膝关节可出现关节积液，检查浮髌实验可出现阳性。晚期可出现不同程度的挛缩畸形，如髋关节屈曲内收，膝关节或指关节半屈曲畸形等。

X线检查：早期常为阴性。逐渐可见骨质疏松，关节间隙狭窄，软骨下骨质致密，关节边缘及关节内有骨赘形成，骨端松质有多发性囊变，有时关节内可见游离体，晚期可见关节畸形或半脱位。

治疗

1）脊里药针疗法　适用于内科保守治疗无效疼痛较为严重的

病例。

（1）选穴：根据病变部位选穴，一般常见为膝、髋关节病变，故多取腰部穴位。如脊中、命门、腰阳关、阳关上或阳关下等穴位。

（2）注入药物以丹参注射液2ml或当归注射液4ml、祖师麻注射液2ml、维生素B_{12}500μg加生理盐水10ml，缓慢注入。

（3）针刺方法及注意事项同前述。

2）药物

（1）骨质糖浆10ml，1d 3次。

（2）骨质疏松明显者，可服用阿仑膦酸钠70mg，每周1次；法能（即阿法D_3）0.25μg，1d 2次。

疗效观察

共治疗188例，显效151例占80.32%，好转30例占15.96%，无效7例占3.72%。

病例列举

患者王某，女，56岁，洪庆机械厂退休工人。病人于3年前开始两膝关节疼痛，并逐渐加重，1月前两膝关节开始肿胀，尤以上下楼时疼痛剧烈，关节活动受限。经膝关节X线拍片，两膝关节骨刺形成，伴骨质疏松，诊断为退行性关节炎。乃给予脊里药针治疗，首次治疗后疼痛即明显减轻，肿胀消退明显。可以上下楼，活动灵活。但3d后疼痛有所加重，但较治疗前仍然减轻，又经4次治疗疼痛完全消失，关节肿胀完全消退。可从事一般家务劳动。继续服用法能、骨质糖浆等药物以巩固疗效，防止复发。

第五节　颈椎病

颈椎病是一种由于颈部肌肉、韧带、颈椎间盘或椎体病变引起疼痛、眩晕，及各种神经系统症状和临床表现极为复杂的疾病，是中老年人的常见病。颈椎病可分为颈型、神经根型、脊髓型、椎动脉型、交感神经型、混合型等，其中以神经根型及椎动脉型为最常见。

病因病理

颈部肌肉韧带关节囊急性或慢性损伤，椎间盘退化变性，椎体移位是本病的基本原因。在临床上常见反复发作的落枕，其中绝大多数为颈型颈椎病，有些则是其他型颈椎病的前驱症状。其原因可由于睡眠位置不当、枕头高低不适宜，使颈椎过伸或过屈，颈项部某些肌肉、韧带神经受到牵张或压迫，即可造成颈型颈椎病的急性发作。

神经根型颈椎病则多为颈部外伤致纤维环破裂髓核突出，或因退行性变发生于颈椎关节，可致椎间隙狭窄，椎体边缘增生呈唇样改变或有骨赘形成。骨赘可发生在椎体前缘和后缘，骨赘若发生于椎体后缘，可造成椎管和椎间孔变形狭窄，从而可引起脊神经根受压和损伤症状。

脊髓型颈椎病则多因急性外伤后颈椎间盘突出或陈旧外伤、慢性磨损致骨赘形成，或外伤后根袖发生粘连，或因椎体移位黄韧带增厚对脊髓的束缚与压迫。

椎动脉型颈椎病多因骨赘压迫椎动脉所致，或在颈椎病的基础上合并有椎动脉硬化。

交感神经型颈椎病是由于颈椎病影响了颈段硬脊膜后纵韧带小关节颈神经根椎动脉等组织，反射性地刺激颈部交感神经而出现一系列症状。

临床表现

由于颈椎病类型不同，故临床表现也有所不同。

(1) 颈型颈椎病：颈项强直，疼痛，也可有整个肩背疼痛发僵，不能做点头、仰头及转头活动，呈斜颈姿势（俗称歪脖子）。多数病人疼痛、麻木不超过肩部，少数病人疼痛可放射至肩、臂、手等部位。

（2）神经根型颈椎病：颈后及肩部疼痛，轻者为持续性隐痛，重者为阵发性剧烈疼痛，并向上肢放射，伴有触电样麻木感，颈部活动受限颈后伸、咳嗽、喷嚏均可使疼痛加重。一部分病人可出现头痛、眼痛、耳鸣、内耳痛等。检查可出现受累神经支配区域压痛，臂丛神经牵扯实验阳性和压头实验阳性。

（3）脊髓型颈椎病：骨赘如压迫脊髓，则可产生下肢麻木、行走困难、手足无力、相应的四肢肌肉萎缩甚至四肢瘫痪、大小便失禁或小便潴留，卧床不起。一般很少有神经根症状。而脊髓束症状明显。颈部运动受限但压头实验和臂丛神经牵扯实验均为阴性。生理反射如肱二头肌和肱三头肌反射亢进。病理反射如 Hoffmann 征阳性。

（4）椎动脉型颈椎病：若骨赘压迫颈动脉，可出现脑缺血，当头转动到某一方位时即感到头晕、恶心、呕吐、耳鸣、耳聋、视物不清等症状，甚至昏倒。或因反射性的脑血管痉挛，表现为头痛、头晕。

（5）交感神经型颈椎病：原有自主神经功能不稳者，以及更年期妇女，易患本型颈椎病。主要出现交感神经受刺激的各种症状。

影像学检查

X 线片显示颈部脊椎变直或向后突成角。多有椎间隙狭窄，骨质增生。椎间孔缩小，钩椎关节骨刺形成等。CT 检查可见颈椎间盘突出。

治疗

1）脊里药针治疗

（1）取穴：大椎、大椎上（颈 6～7 椎间隙）。

（2）药物选择：脊神经根型可选用地塞米松 5～10mg、当归注射液 2～4ml、维生素 B_{12}500μg，加入生理盐水 10ml 混合缓慢注入；颈型颈椎病在上处方的基础上地塞米松可减为 5mg；椎动脉型颈椎病可选用丹参注射液 2ml、地塞米松 5mg、维生素 B_{12}500μg，加入生理盐水 10ml，缓慢注入；脊髓型颈椎病在上处方的基础上加入加兰他敏 1ml 和维生素 $B_1$2ml。

（3）每 5d1 次，5 次为 1 个疗程。

（4）注意事项：在上述穴位进针要格外小心，切勿深刺损伤脊髓或误入蛛网膜下腔注入药物招致晕针或迷走神经反应。故在注射中应密切观察病人，如在进针时，四肢出现触电样麻木感，说明针尖已刺中脊髓，应立即退针至硬膜外腔，经注气实验通畅无任何阻力，抽吸无脑脊液才可注入药物。如在注射时两上肢及背胸部出现温热感则证明针尖在硬膜外腔无误。如出现头昏、恶心、心慌、冷汗、面色苍白等情况应立即停止治疗，平卧休息片刻，即可痊愈。

2）其他治疗

（1）颈牵引治疗。坐位及卧位均可，重量由轻到重，1d 牵引 30min。可以和脊里药针疗法同用。

（2）颈托。可减少颈部过度活动，故在上述治疗好转后，可用围领保护。反复发作的也可用颈托保护。

（3）推拿按摩。手法宜轻柔，使病人充分放松颈部肌肉，切忌使用暴力过伸旋转。

疗效观察

共治疗 134 例，其中神经根型 108 例，椎动脉型 26 例，神经根型显效 69 例 63.89%，好转 35 例占 32.41%，无效 4 例占 3.70%。椎动脉型 26 例中显效 16 例占 61.54%，好转 8 例占 30.77%，无效 2 例占 7.69%。

病例列举

病例 1：患者周某，女 41 岁，店员。因左上肢疼痛伴麻木感已 1 月之主诉来院求治，疼痛严重，致夜间不能入睡，左上肢活动受限，颈椎正侧位片显示 5、6、7 椎体唇样增生，椎间隙变窄，诊断为颈椎病神经根型。当日即予脊里药针治疗，治后半小时病人即感疼痛减轻，当晚疼痛完全消失，病人安然入睡，3d 后左上肢又有所疼痛，但程度较轻不影响睡眠。又经 2 次治疗，左上肢疼痛及麻木感完全消失，左上肢活动正常。再未服用任何药物及采用其他如牵引等治疗方法。3 年后病人感颈部不适，害怕颈椎病复发，乃来要求治疗，仅经 1 次治疗，病人无任何不适感，至今已 6 年未再复发。

病例2：患者张某，女，45岁，干部。因眩晕已1年之主诉来诊，近10d来眩晕增重，不能睁眼，头仅能小幅度活动，伴恶心呕吐，经药物治疗无效，乃来我科求治。颈椎拍片显示4、5、6椎体骨刺形成，伴椎管狭窄，诊断为颈椎病椎动脉型。人扶进入治疗室予以脊里药针治疗，由大椎穴进针，通过黄韧带有落空感，注气通畅无任何阻力，即注射以地塞米松10mg、当归注射液4ml、维生素B_{12}0.5mg加入生理盐水15ml的混合药液。注射过程中病人感两上肢及胸背均有温热感和注入部位的酸胀感，眩晕感立即减轻，注射完后眩晕已基本消失，病人自行走出治疗室。又经2次治疗眩晕恶心等症状再未出现，至今已3年未见复发。治疗期间未服用其他药物和使用其他治疗措施。

第六节　肩周炎

肩关节周围炎是肩关节软组织，如肌肉、肌腱、韧带、关节囊等退行性、炎症性病变引起，以肩部疼痛及功能障碍为特点的疾病。因多发生在50岁左右，故也称为“五十肩”。中医则称为“肩凝”“漏肩风”等。

病因病理

肩关节是全身关节中活动范围最大的关节，其关节盂浅，加上关节囊松弛，其稳定性差，到了50岁左右，其组织活动力降低，加上活动频繁，因而易于发生急性或慢性损伤，使肩部肌肉紧张或痉挛，局部循环发生障碍，大量渗出液淤积，形成急性炎症而发生疼痛。日久则纤维化，瘢痕形成，僵硬萎缩，关节囊粘连，关节活动功能障碍。其他则可因颈部损伤，包括慢性积累性损伤，如长期睡高枕、长期低头工作、习惯性甩头，以及头颈部的直接或间接外伤，或因风、寒、湿邪入侵，使颈椎的内外平衡失调，而导致肩关节周围肌肉、韧带痉挛，从而使肩周发生无菌性炎症。

临床表现

本病为慢性发病，发病过程较长。大都无外伤史或轻微外伤史。一般在数月或1~2年常可自愈。主要症状为肩部疼痛，上肢活动受限，严重者肩关节各个方向活动受限，尤其外展和上举困难，不能穿衣、脱衣、戴帽、梳头，夜间疼痛加重影响睡眠。不少患者疼痛或酸困感可累及颈部，或向手部放射，但感觉无障碍。肩关节活动障碍日渐加重，早期为疼痛所致，晚期因肩关节周围广泛粘连引起。肩关节周围如形成广泛粘连，肩关节活动严重受限则称为"冻结肩"或称"肩凝症"。

诊断要点

(1) 病程2个月以上，肩关节疼痛，影响正常工作和睡眠。

(2) 活动功能受限，主动和被动上举、后伸、外展均受限。

(3) X线颈椎正侧位片，一般可见颈椎曲度改变，多见曲度变直，或下段变直。颈5至颈7椎间隙改变。如前窄后宽或变窄等。

(4) 触摸颈椎棘突有偏移，偏移侧有压痛或酸胀感。颈椎活动度比正常幅度减少。

(5) 排除结核、肿瘤等疾病。

治疗

脊里药针治疗

(1) 取穴：取颈6~7椎间隙和大椎、陶道等穴，深度达硬膜外腔。

(2) 药物选择：丹参注射液2ml、地塞米松5mg、维生素B_{12} 500μg加入生理盐水15ml缓慢注入。

(3) 每5d1次，5次为1个疗程。

(4) 注意事项同颈椎病脊里药针治疗。

疗效观察

共治疗84例，其中显效51例占60.71%，好转32例占38.10%，无效1例占1.19%。

病例列举

患者秦某，女，47岁，家庭主妇。于2002年4月22日因右肩部疼痛，右上肢活动受限已2个月之主诉来诊。患者于2个月前无明显原因右肩疼痛，并逐渐增重，右上肢活动明显受限，不能上举至后背，不能梳头，夜间不能向右侧卧，压迫右肩及上肢疼痛难忍，影响睡眠。检查右肩外前部均有明显压痛，右肩及颈椎X线片未见明显异常，诊断为肩周炎。给予脊里药针治疗，注药中右肩、右上肢至手均感温热感，治疗30min后疼痛即见明显减轻，但活动仍受限。又经2次治疗，疼痛消失，右上肢活动自如。

第七节　慢性阻塞性肺部疾病

慢性阻塞性肺部疾病简称慢阻肺（COPD），是指一组慢性的呼吸系统疾病，包括了慢性支气管炎、支气管哮喘、慢性阻塞性肺气肿3种疾病，但其中仅有部分病人合并气道阻塞引起呼吸功能障碍才构成慢性阻塞性肺部疾病的诊断。

病因病理

慢阻肺的发生机理至今尚不十分清楚，但多数人认为与吸烟、大气污染、寒冷、感染、过敏有关，上述外界因素刺激反应性增高的机体，可以引起哮喘发作，亦可形成慢性支气管炎。再加之机体防御功能的降低、内分泌功能的低下、副交替神经功能的亢进，以及过敏体质和自身免疫功能低下，均可使肺清除功能减低、黏液分泌过多、平滑肌痉挛、黏膜水肿充血、脆弱的细支气管壁萎陷，甚至管腔闭塞，其结果是气道阻塞，肺泡通气不足，形成小叶中心肺气肿。有人认为气道阻塞有时是单向性造成单向活瓣，造成肺过度扩张和肺泡间隔破裂，特别是肺泡炎症及所受正压较大时容易发生后一种情况。由于遗传因素，胰蛋白酶的缺乏促使肺泡间隔和结缔组织自身消化，导致呼吸时小气道萎陷，形成全小叶中心性肺气肿或全小叶性肺气肿。总之慢阻肺的致病原因较为复杂，许多问题尚待深入研究。

慢阻肺的临床分型：

慢性阻塞性肺部疾病的临床分型鉴别（表5）。

表5 原发性肺气肿型PP型与原发性肺气肿型BB型的鉴别

临床表现	原发性肺气肿型PP型（A型）（高通气状态）	原发性肺气肿型BB型（B型）（低通气状态）
病史	老年隐袭进行性呼吸困难	中年反复呼吸道感染
痰性状	黏液性，少量	大量黏液脓性
体重下降	显著消瘦，食欲不振	无
一般外貌	非发绀型气喘型	发绀浮肿气喘型
胸部检查	胸廓过度充气状态，听诊呼吸音减弱，啰音稀少	胸部充气状态轻度啰音密布
X线胸片	呈肺气肿象	肺动脉影增宽，呈炎症象
心脏外形	狭小	扩大
肺野	透过度增加，血管变细	肺纹理粗大，肺门影增大
血细胞压积	常低于55%	常高于60%
心力衰竭	不常见，仅见于晚期	常见，可反复发生
肺性脑病	不常见，或见于晚期	常见

治疗

脊里药针治疗

（1）体位：病人可伏案和低头坐位，以使上胸段椎体间隙拉开便于进针。深度达硬膜外腔，进入硬膜外腔的标志是，针尾导管盐水液面迅速下降，注气实验通畅无任何阻力，抽吸无脑脊液。

（2）选穴：大椎、陶道、二椎下，3穴交替使用。

（3）注入药物：地塞米松5mg、哌替啶5mg加生理盐水15ml混合后缓慢注入。

（4）疗程：5~7d 1次，5次为1个疗程。

疗效观察

以此法共治疗212例，疗效观察如下：

1）临床控制　缓解110例占51.89%，显效86例占40.57%，好转13例占6.13%，无效3例占1.42%。

2）肺功能观察　见表6。

表6　治疗前后肺功能的变化

	FVC/ml	FEV_1/ml	MMEF/（L/s）
治前均数	2010	1080	0.857
治后均数	2635	1628	1.148
T	3.86	3.21	2.63
P	<0.01	<0.01	<0.01

3）FEV_1 的动态观察　在治疗后分别于30min后、1h后、2h后、24h后、3d和7d后，测定时间肺活量，10例患者的平均曲线图如下（图28）：

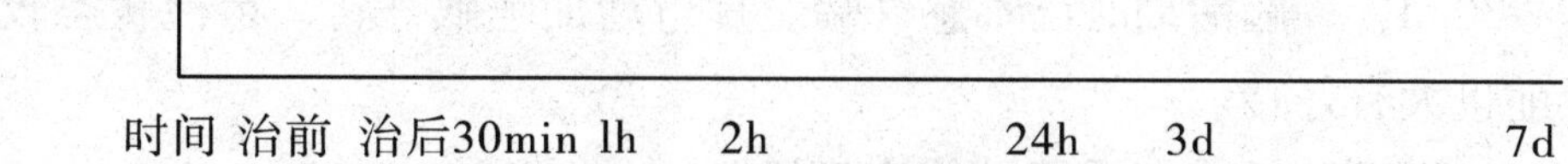

图28　治疗前及治疗后不同时段肺功能的状况图

说明治后30min肺活量开始上升，24h达最高峰，第3d开始下降，1周后大致恢复到治前。

4）副作用　本组212例1321次治疗中，发生晕针15次、胸背部搔痒者10次、恶心呕吐5次、术后头痛3次。未见激素所致的圆月脸等副作用，更无一例出现药物依赖性。

病例列举

患者张某，男，56 岁，西安橡胶厂工人。1986 年 11 月 20 日因咳嗽、咯痰之主诉在我院气管炎专科门诊就医。患者于十几年前开始咳嗽、吐痰，每年冬季发作，春夏则缓解，但近 1 年来症状增重，一年四季均有咳嗽、吐痰，痰为黏液泡沫状，夜间咳嗽频繁，影响睡眠，且伴有气喘，开始为上下楼或走路时感到气喘不适，近 1 个月来平静时也有气喘，经服用四环素、痰净、氨茶碱等药物，症状改善不明显，故来本科就诊。查体：口唇无发绀，桶形胸，心界缩小，心音遥远，心率 56 次/min，两肺下少许湿啰音。胸部透视示两肺纹理增重；肺功能检查示肺活量 1700ml，一秒肺活量 970ml，一秒率 0. 75L/s。诊断为慢性阻塞性肺部疾病，乃于当年 11 月 24 日予以脊里药针治疗，治疗前患者每日痰量为 170ml。取穴为大椎穴。针刺深度为硬膜外腔，注入药物为地塞米松 5mg、哌替啶 5mg 加入生理盐水 15ml。注药过程中患者胸背部及两上肢感到温热感。治疗后当晚患者咳嗽明显减轻，一夜安然入睡，仅有零星咳嗽，痰量骤减至 50ml，第 2d 复查肺功能，肺活量升为 2500ml，一秒肺活量升为 1050ml，一秒率升为 1. 17L/s。1 周内症状平稳，1 周后症状逐渐复发，痰量渐增 100ml/d，2 周后患者症状完全反复到治疗前程度。说明此疗法一周内具有稳定疗效，故此后给予 7d 治疗 1 次，共治疗 10 次。患者一冬保持症状平稳，痰量 20 ~30ml，一般活动时已不感气喘。食量增加睡眠好转，精神状态较前也大有好转。

脊里药针治疗慢阻肺的治疗机制

本疗法治疗慢阻肺起效迅速，疗效显著，显效率达 80% 左右，不但可立即改善咳、痰、喘症状，且可改善食欲、睡眠和体力状况。但以哌替啶治疗慢阻肺以往被认为是禁忌的，我们应用此法治疗慢阻肺有以下启发和理由：

（1）据文献报道慢阻肺患者术后应用硬膜外腔吗啡镇痛者其术后死亡率、呼衰及术后感染率均明显低于对照组。

（2）文献报道以可待因口服、吗啡雾化吸入治疗慢阻肺收到较好疗效。

（3）哌替啶不仅其呼吸抑制作用弱于吗啡，而且其类似阿托品样作用，即抑制副交感神经的作用又优于吗啡，依据其药理作用的特点，我们选择了哌替啶硬膜外腔注射。抑制副交感神经亢进应该说是一种病因疗法，对抑制痰液分泌和平喘有迅速和显著的作用。

（4）应用硬膜外腔注射可收到较口服及肌内注射更为显著的作用，其理由：①硬膜外腔注射可以诱发中枢内释放内啡肽，可增强哌替啶的作用。②注药于上胸段硬膜外腔后部分渗入脑脊液内，立即与背角的阿片受体相结合，发挥节段性的治疗作用，其余部分继续随脑脊液上行，发挥中枢性治疗作用，由于用量极小，故从未发生呼吸抑制。③注入药物也可渗入到上胸段神经根，进入神经轴浆与轴浆内的阿片受体相结合，随轴浆的慢速运输至神经末梢发挥节段性慢速治疗作用。

第八节　支气管哮喘

支气管哮喘（简称哮喘）是以发作性呼吸困难同时伴有喘鸣表现的疾病。是一个女性多于男性、常见且病因复杂的疾病。

病因病理

引起哮喘发作须具有 2 个条件，即气道过敏和各种外来刺激。诱发哮喘发作，可分为特异性刺激即过敏原如花粉，非特异性刺激如冷空气、粉尘、尘蹒、有害气体、运动、精神刺激、呼吸道感染等。许多学者认为哮喘也与家庭遗传因素有关。哮喘的基本发病原因是正常支气管对外源性和内源性刺激的反应性过强，主要表现为支气管平滑肌收缩增强和黏液分泌亢进。通常在病理解剖学上不一定有明显改变，可能在支气管黏膜或黏膜下有嗜酸性粒细胞和淋巴细胞的浸润，黏液腺增生肥大，基底膜增厚和纤毛上皮的损伤，细支气管平滑肌肥厚。哮喘的病理生理学改变表现为气道的可逆性阻塞，这主要是支气管收缩，黏膜水肿及其管腔内滞留着黏厚分泌物的结果。

临床表现

（1）前驱症状：发病前常有鼻痒、喷嚏、流鼻涕、喉痒、胸闷、咳嗽等症。感染型（或称内源型）哮喘则常有上呼吸道感染的先驱症状。

（2）发作时表现：吸入型（或称外源型）哮喘，大多在儿童或青年时起病，可有过敏家族史或季节发作史。典型哮喘常常突然发作，表现为喘鸣性呼吸困难，伴有胸闷、咳嗽。由于呼气时支气管管腔更窄，呼气困难尤为明显。患者被迫取端坐前俯位，两手前撑，两肩耸起，所有辅助呼吸机都参与活动。咳嗽短促而无力，痰黏稠而不易咯出。周身冷汗淋漓，全身软弱无力。唇与指甲发绀。呼气时颈静脉怒张。听诊呼吸音减弱，两肺满布哮鸣音。如有感染可听到湿啰音。发作时间轻则几分钟，重则几小时，哮喘持续不能缓解的称为哮喘持续状态。在发作将停止时，咯出黏稠痰液，此时自觉呼吸舒爽，而喘息随即停止。

治疗

脊里药针治疗

（1）治疗时机。①本法治疗选择发作间歇时，不在哮喘发作时治疗。治疗的目的是防止再次发作。②选穴、药物选择、疗程及治疗机制均与治疗慢阻肺相同。

（2）疗效观察。共治疗 95 例，临床缓解 51 例占 53.68%；显效 21 例占 22.11%，好转 17 例占 17.89%，无效 6 例占 6.32%。

病例列举

杨某，女，28 岁，山东省乳山县丝纺厂工人。患者发作性喘息已 8 年，每年秋季发作，4 年前因哮喘持续状态，生命垂危，曾经当地县医院住院抢救治疗后缓解，但此后每日中午 1 时许气喘发作，发作时端坐不能平卧，冷汗淋漓。至次晨症状有所缓解，口服激素及各种平喘药物均不能制止发作，已 4 年不能从事任何劳动。1998 年 4 月慕名来我院求治，经脊里药针首次治疗，当日中午即停止发作，但于第 3d 又复发作，又经 3 次治疗哮喘发作完全停止，但尚需服用泼尼松（强的松）5mg，1d 3 次，又经 7 次治疗后，泼尼松（强的松）减至每日 5mg。又经 5 次治疗，泼尼松（强的松）已完全停用，精神状态良好，仅在活动多时稍感气短，回单位后即恢复了正常工作。至今已 8 年仍可坚持上班，但有时偶有哮喘发作，服用平喘药物及强的松 5mg 即可缓解。

参考文献

[1] 李鼎. 经络学[M]. 上海科学技术出版社,1983.
[2] 上海《经络十讲》编写组. 经络十讲[M]. 上海:上海人民出版社,1978.
[3] T. C. 鲁,J. F. 傅尔顿. 医学生理学和生物物理学[M]. 赵以炳,译. 北京:科技出版社,1978.
[4] 何瑞荣. 肌肉和神经系统普通生理学[M]. 北京:人民卫生出版社,1965.
[5] 王伯扬. 神经电生理学[M]. 北京:高等教育出版社,1984.
[6] 李国彰. 生理学[M]. 北京:人民卫生出版社,2011.
[7] 牛汉璋,江赛男. 神经生理学与经络生理学[M]. 西安:陕西科学技术出版社,1991.
[8] 秦震. 临床神经生理学[M]. 上海:上海科学技术出版社,1989.
[9] 唐皮纯. 硬膜外腔注入镇痛药引起的不良反应[J]. 中华麻醉杂志,1984,3(4):173.
[10] 苗宁. 椎管内注射阿片类镇痛药的作用机理[J]. 国外医学:麻醉学与复苏分册,1984,6:244.